小于胎龄儿防治101个怎么办

主　审　金自孟

主　编　潘　慧　朱惠娟　王新利　陈　适

副主编　陈　伟　李正红　班　博　杜红伟

中国协和医科大学出版社

图书在版编目（CIP）数据

小于胎龄儿防治101个怎么办 / 潘慧等主编 . —北京：中国协和医科大学出版社，2017. 5

（协和医生答疑丛书）

ISBN 978 - 7 - 5679 - 0823 - 9

Ⅰ . ①小… Ⅱ . ①潘… Ⅲ . ①新生儿疾病—诊疗—问题解答 Ⅳ . ① R722. 1 - 44

中国版本图书馆 CIP 数据核字（2017）第 079808 号

小于胎龄儿防治 101 个怎么办

主　　编：	潘　慧　朱惠娟　王新利　陈　适
责任编辑：	戴申倩

出版发行：	中国协和医科大学出版社
	（北京东单三条九号　邮编 100730　电话 65260431）
网　　址：	www. pumcp. com
经　　销：	新华书店总店北京发行所
印　　刷：	北京玺诚印务有限公司

开　　本：	710×1000　1/16 开
印　　张：	6. 25
字　　数：	63 千字
版　　次：	2017 年 6 月第 1 版
印　　次：	2018 年 7 月第 2 次印刷
定　　价：	28. 00 元

ISBN 978 - 7 - 5679 - 0823 - 9

小于胎龄儿防治 101 个怎么办

主　审　金自孟

主　编　潘　慧　朱惠娟　王新利　陈　适

副主编　陈　伟　李正红　班　博　杜红伟

编　者（按拼音首字母排序）

奥登·苏日塔　　陈　程　陈　璐　杜涵泽　胡　媛

李俊峰　李　冉　刘慧婷　刘笑玎　刘泽宇　刘之慧

卢　萌　马淑洁　邱宸阳　曲翌敏　王晨雨　王林杰

王书畅　王　欣　许　可　阳洪波　杨栩鹏　杨莹莹

杨营营　尤含笑　原铭贞　翟天姝　张励元　张　梅

张荣华　赵宇星　周　翔

　　"协和"是中国医学的金字招牌，也是许多中国百姓心中最高医学水平的象征。正是如此，全国各地近些年如雨后春笋般地出现许许多多的"协和医院"。但医学界知道，"协和"有北京、武汉、福建三个老牌医院；对于北方的大多数人而言，"协和"特指北京协和医院和北京协和医学院。"北京协和"联系着黄家驷、林巧稚、张孝骞、吴英恺、邓家栋、吴阶平、方圻等一位位医学泰斗，也联系着一代代"新协和人"的劳动创造。这里有科学至上、临床求真、高峰视野、学养博深等闪光品格，也有勤学深思、刻苦务实、作风严谨、勇于创新等优秀精神。"协和医生答疑丛书"是协和名医智慧和经验的总结，由北京协和医学院和北京协和医院众多专家参与编写，体现了这些专家对疾病的认识和对患者的关怀，更重要的是展示了他们多年甚至是一生临床诊疗的丰富经验。"协和医生答疑丛书"因为其科学性、权威性和实用性，获得中国科普图书最高奖——国家科学技术进步奖二等奖。协和专家长期从事专业工作，写作语言并不十分通俗，也不够活泼，但这些在医学巅峰的医学专家写出了自己独特的经验和独到的见解，给读者尤其是患者提供了最科学最有效的建议。几十年来，全国各地成千上万的患者为获得最好的治疗，辗转从基层医院到地市医院，再到省级医院，最后来到北京协和医院，形成"全国人民上协和"的独特景观。而协和专家也在不断总结全国各级医院的诊疗经验，掌握更多的信息，探索出更多的路径，使自己处于诊治疑难病的优势地位，所以"协和"又是卫生部指定的全国疑难病诊疗指导中心。"协和医生答疑丛书"不是灵丹妙药，却能帮您正确认识身体和疾病，通过自己可以做到的手段，配合医生合理治疗，快速有效地康复。书中对疾病的认识和大量的经验总结，实为少见，尤为实用。

中国医学科学院健康科普研究中心主任

袁　钟

前 言

　　随着社会经济的发展，国家的生育政策也进行了很大调整，2016 年开始的"全面二胎"政策，使提高出生人口素质成为摆在我国卫生工作者面前的重要问题。小于胎龄儿即指出生体重小于同胎龄第 10 百分位的新生儿，这些新生儿在围产期的死亡率较体重正常的新生儿高，学龄期亦容易出现认知障碍、学习能力下降等情况，成年后，还容易身材矮小和罹患各种代谢性疾病。所以，了解小于胎龄儿的危险因素，临床表现和处理方案，并预防小于胎龄儿的出现，能帮助提高出生人口素质。本书主要由北京协和医院内分泌科医师编著，用通俗的语言讲述了小于胎龄儿的诊断、预防和治疗的相关知识，希望对相关科室医师和小于胎龄儿家长有所帮助。

编　者

2017 年 3 月于北京协和医院

目 录

1. 什么是婴儿的出生体重？

衡量孩子生长发育的指标有很多，如身高、体重、头围、坐高、臂围、胸围等，其中，体重和身高最具有代表性，均是反映生长发育的重要标志。孩子出生时平均体重约3000克（6斤），与出生胎龄、遗传、母亲营养状态、胎儿宫内发育情况等多因素有关。新生儿出生后3~4天，由于胎粪的排出、胎脂的吸收及丧失水分较多，加上初生孩子吸吮能力弱、吃奶少，可以出现暂时性的体重下降，临床上称"生理性体重下降"，至生后第7~10天又达到出生时的体重。

2. 婴儿出生体重如何测量？

最好用婴儿磅秤测量婴儿体重，预先称出婴儿衣服、尿布和包被的重量，在称婴儿体重时，将已经称过重量的衣、物包裹婴儿，再减去衣服等重量、即可得到婴儿体重。称体重的时间最好在喂奶前或后2小时，应注意防止着凉和意外事故。

3. 什么是小于胎龄儿（SGA）？

随着医学的进步，关于小于胎龄儿（small for gestational age infant, SGA）的研究越来越多，那什么是小于胎龄儿？小于胎龄儿又称宫内生长迟缓儿或小样儿，是指出生体重低于同胎龄、同性别、同种族平均体重的第 10 百分位数，或低于同胎龄平均体重 2 个标准差的新生儿，其出生体重多低于 2500 克。

4. SGA 临床表现有哪些?

当了解小于胎龄儿的概念后，让我们一起来看看其临床表现。这些孩子在婴儿期可表现为较瘦小，伴皮肤松弛、易脱屑，以及肌肉质量和皮下脂肪组织的减少。面部呈典型的萎缩或"干瘪"外观，脐带往往较细，可存在胎粪污染。长大些后可表现为矮小，生长迟缓，有些孩子还可伴有面貌畸形表现，如低耳位、眼球突出、三角脸、小下颌、腭弓高等。此外还可有乳头突出、腹胀、胆汁淤积、肝纤维化，并有感染倾向。

5. 什么是宫内发育迟缓?

宫内发育迟缓（intrauterine growth restriction，IUGR）也称胎儿生长受限，是指由于各种不利因素导致胎儿在宫内生长偏离或低于预期的生长模式，是导致小于胎龄儿的主要原因之一。我们可以把子宫形象地比喻为一个房子，它能提供胎儿所需要的各种营养物质。但当遇到自然灾难，房屋支离破碎，不能遮风挡雨，房屋的主人自然挨冻受饿，又瘦又小，甚至生命也受到威胁。所以，孕妈妈们一定要营养均衡，抵抗不利因素为宝宝保驾护航。

6. 如何早期诊断宫内发育迟缓？

古人言："防患于未然"。那么对于宫内发育迟缓如何做到"早发现、早治疗"？一般我们依据妊娠期间的情况（高危因素）、身体检查指标和生化检查的指标等综合判断。首先，对于有高危因素的人群，如高龄、吸烟、有 IUGR 史等情况的孕母要提高警惕，她们发生 IUGR 的概率要比别人高。其次，辅助检查方面：首选 B 超检查通过测量胎头、躯体、四肢等各部位的大小、长短，主要依据估测体重、腹围、双顶径、头围、头围与腹围的比值等进行临床诊断。其中对于高危妊娠产妇，腹围低于平均标准值的 10%，预测可达 80% 敏感性及 70% 特异性。MRI 技术与三维超声作用相似，也可以提高胎儿在宫内的三维影像。最后，生化检查方面：甲胎蛋白、血清绒毛膜促性腺激素及游离雌三醇、类胰岛素生长因子-1（IGF-1）等对于诊断 IUGR 都有一定意义，但需要临床医生结合您的具体情况来综合评估。

7. 宫内发育迟缓的婴儿如何处理？

如果没能及时防止宫内发育迟缓的发生，等孩子降生后我们要怎样去处理？首先由于 IUGR 婴儿体温调节受损，所以分娩后应立即将婴儿擦干并置于辐射加温器中，避免热量丢失。如有必要应立刻开始进行复苏，包括按需清理气道的胎粪。然后启动合适的治疗以处理发生的过渡期疾病，包括胎粪吸入性肺炎、心肌功能障碍或持续肺动脉高压。若婴儿有严重围生期窒息、呈病容状或不耐受肠道喂养，应停止喂养并予静脉营养。出生后 1~2 小时内开始监测是否出现低血糖。喂养前应采集血样。在血糖浓度较低［低于 40mg/dl（2.2mmol/L）］的婴儿中，应持续监测直至建立较稳定的喂养及血糖已正常化。早产或有出生窒息的 IUGR 婴儿存在发生低钙血症的风险。应于出生后 12 小时时开始监测钙离子浓度，并应提供足够的钙摄入量。

8. 胎儿宫内发育迟缓的近、远期并发症有哪些？

胎儿宫内发育迟缓是多种因素导致，主要有遗传因素、胎儿畸形和宫内感染与胎儿宫内营养不良等。其并发症增加患儿的死亡率。那么让我们来看看都有哪些并发症，从而做到心中有数。在围生期，胎儿长期处于营养不良和慢性缺氧的状态，胎儿窘迫、新生儿窒息、胎粪吸入；出生后，新生儿低血糖和红细胞增多症明显增加；在成年期，冠心病、慢性高血压和糖代谢异常等疾病发生率明显增加，另外，肺部疾病、肾病的发生与其有关。所以，不管在哪个时期一定要记得加强检测。

9. SGA 临床分型有哪些？

小于胎龄儿通常分为匀称型及非匀称型 SGA。匀称型 SGA 一般发生在妊娠早期，由于胎儿在宫内受到各种因素的影响，比如孕早期感染（风疹病毒等）或先天性畸形，遗传因素如父母个子矮小及染色体异常的婴儿常常 SGA。这些婴儿出生时，体重、头围和身长都降低，称为匀称型 SGA。而非匀称型 SGA 多发生在 28 周后，由于妊娠后期胎盘功能不足，使胎儿的营养等供应减少，婴儿出生时体重减轻，但头围及身长相对正常。由于这些婴儿体重与身长的比例降低，体重减轻与头围和身长之间不成比例降低，及婴儿的重量指数降低，称为非匀称型 SGA。

10. SGA 是否存在遗传倾向？

小于胎龄儿由遗传因素与非遗传因素共同作用所致。非遗传因素所导致的宫内发育迟缓一般在怀孕的 32~34 周后出现：包括母亲小血管受累的疾病而导致胎盘功能不全（如先兆子痫、原发性高血压、肾脏疾病或长期糖尿病）；伴随过期妊娠而发生的胎盘功能退化；或者感染因素，如巨细胞病毒、风疹病毒或弓形虫。小于胎龄儿也可能由于母亲吸毒或酗酒引起慢性胎盘营养不良引起的 SGA，如果出生后获得足够的营养，就能赶上同龄正常儿。而遗传基因所引起的矮小，则表现为出生时身长偏矮，但生长速度始终是在低限。

11. SGA 与哪些基因相关？

SGA 的发生是多种因素导致的，其中遗传因素至关重要。也许有人认为，先天性的东西是无法改变，听天由命。随着医学技术的发展，我们目前改变不了基因，但可以通过基因检测技术做到优生优育。与 SGA 相关的常见基因包括：矮妖精综合征——其基因 INSR、家族性单纯生长激素缺乏症 1A——其基因 GH1、青少年发病的成人型糖尿病 4 型——其基因 PDX1、新生儿糖尿病伴先天甲状腺功能减退症——GLIS3、小头畸形综合征 2 型——PCNT、这些综合征的临床表现与 SGA 密切相关。当我们知道这些基因与 SGA 相关，那么就可以做到心中有数了。

12. 含有不同基因的 SGA 临床表现有什么不同？

许多综合征都可以表现出类似 SGA 的低出生体重，但除此之外他们还有哪些各自的特点呢？比如矮妖精综合征：感染倾向，阴蒂肥大，多毛，大耳垂，黑棘皮病，小下颌，脂肪萎缩，血糖异常，高胰岛素血症，突眼，低耳位，塌鼻梁，厚唇，乳头增生，腹胀，胆汁淤积，矮小，脑积水；家族性单纯生长激素缺乏症 1A：身材矮小，生长激素缺乏，幼稚面容，低血糖症；青少年发病的成人型糖尿病 4 型：血糖异常，胰腺发育不良，宫内发育迟缓；新生儿糖尿病伴先天甲状腺功能减退症：宫内发育受限，甲状腺功能减退症，胆汁淤积，青光眼，耳聋，肝硬化，多囊肾。

13. SGA 的常见影响因素有哪些？

影响孩子出生体重的因素是多方面的，有先天因素，主要是种族和遗传。还有后天因素，例如，营养、疾病及孕母心理状况及地理气候条件等。每个人都有自己的遗传基因编码，是与生俱来的，身体的生长与发育都受到基因的调控，而环境、营养、疾病等多种因素均能影响生长基因的表达（表1）。SGA 的发生绝不是单一因素造成的，是由多种因素共同作用所导致，可能还有更多未知因素影响 SGA 的发生。在这么多因素中我们需要清楚的是哪些因素对儿童的生长发育具有负面的影响，导致孩子们的遗传潜能得不到充分的发挥，最终导致孩子出生体重小。家长和医护人员需要对这些因素提高认识，高度警惕，争取早发现，早治疗，及时去除这些因素的负面影响，以求孩子们健康快乐地成长，有满意的身高。而对于保护因素应该尽可能地去做到，并持之以恒。因此，如果您是一位准妈妈或是正在备孕的妈妈，希望以下所介绍的相关危险因素，可以帮助您迎来健康的宝宝。

表1　SGA 常见危险因素

具体因素	举例
孕母人群特征	年龄、初产妇、孕前 BMI*
孕母物质暴露	吸烟、饮酒、其他（如大麻、可卡因、鸦片等毒麻药物）
饮食	咖啡因、绿叶蔬菜、水果、牛奶、鱼肉等
孕母疾病	慢性高血压、糖尿病合并血管病变、自身免疫疾病、哮喘等
孕期并发症	孕吐、孕早期出血、孕晚期出血、胎盘早剥、妊娠期高血压等
孕母心理因素	焦虑、抑郁等
遗传、地理环境	我国南北方人口身高差异

注：* Body Mass Index，即体质指数，是用体重（千克数）除以身高（米数）平方得出的数字，是目前国际上常用的衡量人体胖瘦程度以及是否健康的一个标准

成人的 BMI 数值：过轻：低于18.5；正常：18.5~24.99；过重：25~28；肥胖：28~32；非常肥胖：高于32

14. 哪些人群特征会影响 SGA 的发生？

（1）年龄　大于 35 岁的产妇为高危产妇，孩子与母亲面临多种风险，其中就包括 SGA 的发生。国内外权威调查明确报道，孕母年龄大于 35 岁是 SGA 的独立危险因素，其分娩 SGA 的可能性较小于 35 岁的孕妇要高很多，年龄大于 40 岁的孕妇其生育"小"孩子的风险更会成倍的增高。此外，还有一些研究证明，母亲年龄小于 18 岁，其孩子的体重也会偏小。因此，对于高龄妈妈及早育妈妈来讲，孕期更需要定期产检，关注胎儿预测出生体重相关指标，如顶骨径（BPD）、腹围（AC）、股骨长度（FL）。

（2）孕次　初产妇往往比经产妇更易发生 SGA。早在 2000 年左右，相关研究就报道了初产妇分娩 SGA 的概率更高，其具体发生机制尚未明确。上海市的一项大型研究曾明确（1999—2008 年）新生儿出生体重情况及其影响因素，发现出生体重随着孕次的增加而增加。

（3）体质指数　有研究表明女性孕前体重影响妊娠结局，不管是消瘦组还是肥胖组妊娠晚期胎儿死亡以及早期新生儿死亡均较正常体重组高，母亲身材矮小（BMI $< 20kg/m^2$），以及母亲出生时也为 SGA 孩子，其子女发生 SGA 的风险升高 4.7 倍。而肥胖或体重过低都会影响内分泌腺功能，影响精子和卵子的发育、成熟，降低生殖能力。因此，肥胖或体重过低都不利于妊娠。

（4）其他　还有很多相关影响因素，如目前教育状况、母亲经济情况等对于 SGA 的发生率的影响都有明确的研究报道。文化程度低的母亲更容易生育低出生体重儿，可能因为文化程度低的孕妇获得孕期保健与营养相关知识的机会少，或者对知识的理解能力、对医疗保健资源利用的程度相对较差所致。母亲的社会经济地位低下如职业为农民的母亲，其低出生体重儿发生率远远高于其他职业的母亲，可能与农村医疗卫生条件差，孕期和围生期保健工作开展得不如城市广泛，在孕期即使出现了妊娠高血压疾病（妊高征）或是早产征兆也不能及时治疗和干预等原因有关。

15. 吸烟与 SGA 的关系是什么？

吸烟的危害是方方面面的，母亲孕前及孕期吸烟对于胎儿生长发育的危害大大增加，很多大型研究表明，吸烟是最重要的影响胎儿出生体重的独立危险因素。女性吸烟者怀孕流产率可高达 60%；胎膜早破、早产、异位妊娠等也大大增加。育龄女性每天吸烟 10 支或以上，引起小于胎龄儿风险较正常高出 1.5 倍。

烟草化学物质进入体内后具有一定蓄积性，影响女性每天吸烟受孕后胚胎和胎儿的发育，出现低体重儿、唇腭裂。烟叶中主要成分是尼古丁和一些多环芳烃等。其中尼古丁主要通过吸烟动作，经口腔和肺进入机体内，5~10 秒进入血液，5 秒左右到达大脑并发生作用。尼古丁可引起人体内小动脉痉挛，导致组织中血液供应减少，而发生组织缺氧，同理，为胎儿供应各类营养物质的胎盘血管也会出现相应变化，导致胎儿供血供氧减少，进而使胎儿宫内生长发育受限。烟草里还含有一些多环芳烃，均具有明显的致癌作用。

这里需要指出，主动吸烟与被动吸烟对于胎儿的宫内生长发育均有较大危害，研究表明孕15周前戒烟SGA发生率与被吸烟者一样，为了保证孩子健康出生与成长，我们鼓励孩子母亲及每一位家庭成员都应在备孕阶段尽早戒烟，为孩子的成长营造良好环境。

16. 孕期摄入咖啡因与 SGA 有什么关系？

咖啡是日常生活中常见的饮品，其主要成分为咖啡因等生物碱，很多女性习惯性每日饮用咖啡，且妊娠期间也并未停止或限制咖啡饮用量。很多研究表明，咖啡的过量摄入，可降低孕妇对铁的吸收，且咖啡因可以自由通过胎盘并且被胎盘快速吸收，引起通过胎盘的血流量减少（每摄入200mg咖啡因可是胎盘血流减少25%），从而影响胎儿的正常发育。胎儿及胎盘缺少分解代谢咖啡因的相关酶类，不能对咖啡因进行解毒，随着咖啡因摄入的增加，胎儿血液中咖啡因含量逐渐增高，因而低出生体重儿的发生率随之增加。

英国的一项数据表明，每日摄入300mg咖啡因可能会导致SGA的发生甚至流产。另有调查表明，无论早孕、中孕还是晚孕期中，每日摄入咖啡因 >200mg，会导致胎儿出生体重减少60~70g。但是，目前我们并没有明确具体每日摄入多少咖啡因会导致胎儿出生体重的下降，但一般来讲，每日摄入咖啡因小于100mg有利于减小发生SGA的风险，且一旦确定妊娠，应立即减少咖啡因的摄入。推荐妊娠的妇女每天咖啡的摄入不要超过1杯，含咖啡因的饮料不要超过2杯（一杯咖啡大约含咖啡因100mg）。

值得注意的是，不仅仅只有咖啡中才含有咖啡因，茶、可乐、可可、红牛等功能性饮料，甚至巧克力等食物中均含有咖啡因，建议孕妇日常饮食关注各种食物的成分表，留意其中是否含有咖啡因等成分。

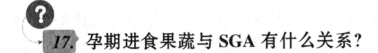

17. 孕期进食果蔬与 SGA 有什么关系？

众所周知，母亲孕期及孕前期应及时补充叶酸及铁等微量元素，而水果蔬菜富含以上两种营养元素，是我们常规推荐的孕期食物之一。

印度曾有一项关于孕期进食绿叶蔬菜、水果与胎儿出生体重之间的关系的研究。该研究表明妊娠期间进食果蔬有利于减少 SGA 的发生风险，是一项保护性的因素。研究对比了两组妊娠 28 周的孕妇，一组孕妇至少每两天进食一次果蔬，而另一组孕妇完全不摄入果蔬，前者胎儿的出生体重小于 2500g 的人数明显少于后者，且其进食蔬菜多的孕妇，其胎儿的出生体重也相应较大。

值得注意的是，这两组孕妇均已同时补充铁及叶酸，但出生体重仍有明显差异。因此有学者认为，绿叶蔬菜、水果不仅仅含有丰富的孕期必须补充的叶酸和铁，它们更主要可以补充孕期需要的多种维生素及矿物质，如维生素 A、类胡萝卜素、抗氧化剂物质等，有助于平衡膳食，满足孕期母体及胎儿的营养代谢与发育状况，有助于胎儿发育达标正常发育标准，故建议孕期规律进食果蔬。

18. 孕期饮酒与 SGA 有什么关系？

酒精摄入与妊娠的影响早有研究，孕期摄入大量酒精的危害包括：

SGA、早产、胎儿面部、骨骼、四肢和心脏等器官的先天畸形、"胎儿酒精综合征"等不良妊娠结果。英国的一项研究表明每日摄入大于 3 个酒精单位（1 个酒精单位约为 14g 纯酒精，17.5ml 纯酒精）会使胎儿平均体重减少 150g。相信绝大多数准妈妈们都会避免酒精的摄入，但对于有酗酒史的母亲却很难控制孕期酒精的摄入量。

其实，已有很多研究关注少量至中量的饮用酒精性饮料与 SGA 发生率的关系。有学者发现，少量至中量的酒精并不会引起胎儿出生体重的下降，甚至少量摄入酒精可以减少 SGA 的发生，成为一种保护性影响因素。因此，酒精与妊娠结局（胎儿出生体重、早产、流产等）有明显的剂量关系。

那么，多少量算是少量或中量呢？权威研究认为，每周摄入 72g 酒精（平均每日 10g 左右，每日饮用一次），对胎儿出生体重无明显影响（饮酒模式尚无相关研究）。也有学者认为孕期连续多日多次少量摄入酒精有可能危害胎儿生长发育，尤其是有不良孕产史或基础疾病的孕妇应尽早戒酒，孕期避免酒精的摄入。英国卫生部建议各个孕期的孕妇可以每周饮酒 1～2 次，每次少于 1～2 个酒精单位，避免酒精滥用及酒精中毒。

常见的酒精换算关系为：125ml 红酒，约等于 333ml 啤酒，约等于 12g 纯酒精。

19. 孕期饮用牛奶与 SGA 有什么关系？

研究表明，孕期饮用牛奶有利于减少 SGA 的发生。丹麦曾对 70 000

名孕 25 周的孕妇做过一项研究，发现每日饮用 6 杯以上牛奶者，相较于不饮用牛奶的孕妇，其胎儿出生体重可平均增长 108g。还有研究证明每日饮用大于 1L 的牛奶，胎儿出生体重可增加 134g，发生 SGA 的概率可降低 80%。

这可能是由于牛奶富含丰富的蛋白质及钙质，胎儿主要利用牛奶中的蛋白质，而并不是其中的脂类物质，以促进生长发育。还有学者认为可能牛奶中通过一种重要的促进胎儿生长发育的激素类胰岛素生长因子-1（IGF-1）及雌激素等性激素促进胎儿体重的增长。而经过加工的奶制品如奶酪、干酪等，其中的激素成分已经改变，几乎不影响 SGA 的发生。

但同时，摄入大量牛奶可能导致大于胎龄儿（LGA）的发生风险升高，即分娩体重过大的孩子。这些孩子发生肥胖、乳腺癌及预期寿命缩短风险较大，因此我们并不推荐摄入过量的牛奶及奶制品。

20. 孕期运动情况与 SGA 有什么关系？

孕期体力活动影响孕期能量平衡，直接决定母亲妊娠期体重，也间接影响胎儿生长发育的速度。许多关于孕期妇女的休闲体力活动、运动锻炼、职业体力活动或体力活动与饮食的联合作用对胎儿体重影响的研究表明，在孕期参加中等到高强度体力活动可能增加出生婴儿体重或可能导致生产更瘦的婴儿。但鲜有关于体力活动、出行方式与不良出生体重关系的研究。有研究发现出行方式为步行的妇女生育低体重婴儿的风险高于基本无体力活动的妇女，这可能是步行相对于基本无体力活动的孕妇消耗更多的热量，或是步行代表了更高的体力活动消耗特征；以自行车或公交车为出行方式的妇女生育巨大儿的风险分别是基本无体力活动妇女的 1.69 倍和 1.84 倍，可能是出行即增加了食欲，使孕期的能量正平衡导致婴儿体重增加。在体力活动强度与不良出生体重的研究中，只发现孕期中等体力活动强度的妇女生育巨大儿的发生比例较体力活动强度轻的妇女低 29%。

21. 慢性高血压与 SGA 有什么关系？

妊娠前或妊娠 20 周前就出现高血压称为妊娠合并慢性高血压。慢性高血压通常需要与先兆子痫相鉴别，后者是指妊娠后出现的血压升高，通常出现于妊娠 20 周后，而妊娠前血压正常，常见蛋白尿、水肿等症状。尽管许多慢性高血压的妇女妊娠时仅有轻微的并发症，但是慢性高血压会导致一些不良妊娠的后果，包括早产、胎儿死亡、胎盘早剥，以及剖宫产分娩，SGA 更是其中之一。这些不良妊娠后果的发生率与慢性高血压持续的时间、与高血压的严重程度、是否合并先兆子痫密切相关。一些研究表明妊娠合并慢性高血压患者分娩小于胎龄儿的风险增加 2 ~ 5 倍。研究同时指出早产风险，低出生体重儿和极低出生体重儿的风险也相应增加。

在理想的情况下，患有慢性高血压妇女应该在孕前进行体检评估，以确定高血压是否影响各个脏器功能，是否适于妊娠，并积极寻找高血压潜在的原因，以便加以干预。妊娠前或妊娠早期的具体检查项目包括评估肾功能、心电图、超声心动图及眼科评价。所有患有慢性高血压的孕妇推荐基础肾功能评估（常常监测血清肌酐、血尿素氮、24小时尿蛋白排泄量或尿蛋白/肌酐比值和肌酐清除率）。

美国的专家建议妊娠期血压高于150～160/100～110mmHg时应该降压治疗，并且孕期血压保持在150/100mmHg以下。加拿大和英国的临床指南建议通过降压治疗血压维持在140～159/90～109mmHg以下。

22. 遗传及地理环境与SGA有什么关系？

孩子们的生长发育的特征、潜力、趋向等都受父母双方遗传因素的影响。种族和家族的遗传信息影响深远：如皮肤、头发的颜色、面型特征、身材高矮、性成熟的早晚等。研究表明遗传因素在影响身高方面大约占75%。遗传因素决定着青少年生长发育的潜力，对其形态外貌、体形、生理功能、性成熟时间、骨龄及发育的特征、潜力、趋向等有着重要影响。这些由父母双方遗传因素决定，尤其受母亲的影响较大。但是遗传不是影响身高的唯一要素，遗传只是对身高的发展提供可能性，而这种可能性的顺利实现，则有赖于后天因素。只有充分理解到这点，完全可以在遵循身高的客观规律下，对身高进行科学的干预，积极创造良好的生长发育环境，促使孩子身高的增长潜能发挥到极致。

一般认为，种族和遗传因素是制约人类身高的主要因素，而环境与地域则是决定孩子们的个子增高的直接因素。纬度和海拔的高低等因素明显影响人类所居住的环境，导致人类所居住的环境中温度、日照、空气湿度等因素的明显差异，最终可以导致居住在不同地理环境的孩子们的身高有很大差异。

有研究发现人体表面积与同年平均气温和降水相关，如果气温下降、降水减少，人的生长发育像其他生物一样将会延长，身体容易长高。同时在湿度增加的情况下太阳紫外线减少，人体维生素 D 的合成受到限制，影响骨骼的正常发育，非洲黑人之所以能长高，主要是在高温干燥的环境中太阳紫外线强烈，能促进维生素 D 的形成。同时，又高又瘦的身材相对增加了人的体表面积，有利于体内热量的散发。而欧洲北部低温高湿，一方面要求体内贮存相当热量，使他们长胖，促成又胖又大的身材结构。

23. 叶酸缺乏与 SGA 有什么关系?

叶酸是一种水溶性的 B 族维生素，具有重要的生理功能，它是细胞分裂过程中所必需的物质。一个胎儿的孕育是从原始的受精卵开始，经过不断地细胞分裂和细胞分化形成不同的组织器官，组织器官又不断地生长成熟的过程。孕早期是胎儿器官系统分化的关键时期，细胞生长分裂十分旺盛，对叶酸的需求也急剧上升，在这个阶段，如果母体摄入叶酸不足，会导致胎儿畸形，产生神经管畸形、唇腭裂、先天性心脏病、胃肠道、肾等器官畸形，同时还可以引起胎儿生长发育受限，使新生儿低体重、SGA、胎儿窘迫的发生率增加。

绿叶蔬菜中含有丰富的叶酸，菠菜、莴苣、芦笋、番茄、胡萝卜、油菜等蔬菜中叶酸含量丰富。一项来自印度的研究显示，妊娠期间隔日摄入绿叶蔬菜的孕妇新生儿 SGA 的风险低于从未摄入绿叶蔬菜的孕妇，并且绿叶蔬菜的摄入量与婴儿出生体重具有很强的相关性。一个来自新西兰的研究表明，SGA 患儿的母亲在妊娠早期摄入的叶酸量往往比正常孩子的母亲少。然而当纳入更多妊娠期女性进行分析后发现，高剂量的叶酸可以降低低出生体重的发生率。以上研究均表明妊娠期缺乏叶酸会增加 SGA 的发生率。

24. 糖尿病微血管病变与 SGA 有什么关系？

糖尿病是一种代谢性疾病，可以累及全身多个器官、系统，长期慢性高血糖通过很多复杂的机制使大血管、微血管受损，危及心、脑、肾脏、眼等。人体的心血管系统是一个整体，当某处血管受累时往往提示其他部位血管的病变已经形成或正在形成，因此对于患有糖尿病的妊娠期女性来说，当已经出现了临床上可以发现的微血管病变（如糖尿病肾病、糖尿病视网膜病变）时，往往需要小心，胎盘的微循环可能已经受到影响。

胎盘是胎儿与母体之间进行物质交换的重要场所，营养物质通过胎盘进入胎儿体内供其生长发育，代谢废物通过胎盘排出体外，功能良好的胎盘对于胎儿的生长发育具有重要作用。

糖尿病的微血管病变损害胎盘的血供，导致胎盘的大小减小、功能受损，胎儿从胎盘处获得的营养供应减少，使胎儿的生长发育受限，因此糖尿病微血管病变是 SGA 的重要危险因素。随着糖尿病的微血管并发症的加重，新生儿的体重也随之降低。美国辛辛那提大学的一项研究纳入了 1978—1993 年 340 例患有 1 型糖尿病的妊娠女性，比较糖尿病微血管并发症的严重程度与新生儿出生体重之间的关系，结果表明同时具有两项糖尿病微血管并发症的母亲生产 SGA 的可能性是没有微血管并发症的母亲的 10 倍。

25. 甲状腺疾病与 SGA 有什么关系？

妊娠期间女性体内的一系列生理变化会对甲状腺功能产生影响，妊娠期体内人绒毛膜促性腺激素（HCG）水平在 10 ～ 12 周达到最高值，HCG 的结构与促甲状腺激素的结构类似，具有刺激甲状腺分泌甲状腺激素的功能，因此会产生生理性的亚临床甲状腺功能亢进症（甲亢）状态。对于甲状腺有基础疾病的女性来说，更容易诱发妊娠期甲亢的产生。

妊娠期合并甲亢的发生率为0.1%～0.4%。研究表明母亲在妊娠晚期诊断为甲亢是产生低出生体重儿的独立危险因素，甲亢母亲生产 SGA 的可能性是非甲亢母亲的4.1倍。

这个时候有的妈妈就要问了，如果已经确诊甲亢，怀孕期间服用药物控制甲亢是否能够降低 SGA 的发生呢？让我们来看一项研究，南加州大学医学中心的研究人员将 181 例妊娠期女性分为三组：一组为甲状腺功能正常的对照组，第二组为确诊甲亢且服用药物控制甲状腺功能正常的女性，第三组为诊断为甲亢但未控制的女性，结果表明未控制的甲亢女性生产出 SGA 的可能性为对照组的 9.24 倍，而甲状腺功能控制正常的甲亢女性生产 SGA 的可能性为对照组的 2.36 倍，因此控制甲亢可以降低 SGA 的发生率。患有妊娠期甲亢的妈妈们不要灰心，积极地用药物控制甲状腺功能仍然可以使宝宝们获益。

26. 母亲心脏病与 SGA 有什么关系?

心脏是人体泵血器官,通过不断地收缩与舒张向人体各个组织器官提供血液,维持器官的基本功能,使人体得以正常工作。胎儿的正常生长发育离不开胎盘的充足血液供应,胎盘的血液供应离不开母亲正常心脏泵血功能的维持。当心脏在遗传性或者获得性因素的作用下(如先天性心脏病、外伤、感染性心内膜炎、风湿性心内膜炎、心肌病、心包炎等),射血功能下降时,胎盘的正常血液供应受到影响,导致胎儿处于慢性缺氧状态,从而生长发育受到影响,最终导致 SGA 的产生。

随着超声心动图、心血管造影技术以及三维成像技术等诊断手段的发展,越来越多先天性心脏病的患者在疾病早期得以明确诊断,外科手术与介入手术的飞速发展使这些先天性心脏病患者像正常人一样结婚生子成为可能,但是有些问题仍无法避免。妊娠过程体内血容量的增加会给心脏带来巨大负担,这对正常健康女性来说都是一个挑战,而对于心脏本身就有缺陷的先天性心脏病患者来说,妊娠及分娩过程对母儿双方则会产生很多并发症,SGA 便是其中之一。因此先天性心脏病(先心病)患者在准备妊娠前对心脏功能、有无发绀、既往有无心律失常等综合状况进行评估,以决定患者是否能够耐受妊娠。

27. 自身免疫性疾病会增加 SGA 的发生吗?

自身免疫性疾病是一组机体对自身抗原发生免疫反应导致自身组织

损害所引起的疾病。正常情况下机体的免疫系统可以清除外来抗原，杀灭入侵的病原微生物，对自身组织不会产生破坏，当在各种遗传、环境因素等作用下机体对自身成分产生破坏时可以引起组织损伤，这种损伤往往会累及全身多个系统。在这里我们关注的主要有两种疾病——抗磷脂抗体综合征与系统性红斑狼疮。

抗磷脂抗体综合征患者体内存在特殊的抗体，可以与细胞表面的磷脂结合，干扰止血过程，导致胎盘血管内血栓形成，胎盘功能低下，慢性的缺血缺氧影响胎儿的生长发育，发生胎儿生长窘迫，造成产妇习惯性流产、早产、胎儿生长受限、新生儿低体重/SGA，甚至死胎，还会增加妊娠期高血压疾病的发病率，对母婴健康有不良影响。有研究报道患有抗磷脂抗体综合征的女性，其新生儿 SGA 的可能性是没有抗磷脂抗体综合征女性的 18.4 倍。

系统性红斑狼疮累及多脏器，临床表现多种多样，主要表现为发热、面部蝶形红斑、关节肿痛、水肿、肾脏损害、精神神经症状等。孕产妇多表现为反复流产、胎儿生长受限、胎死宫内、早产、SGA 等。产生这些表现的原因同样由于体内大量自身免疫抗体损伤血管内皮，促使血栓形成，胎盘血液供应不足使胎儿生长发育受限，导致新生儿发生 SGA 的风险显著增高。

28. 妊娠期高血压疾病与 SGA 有什么关系？

妊娠期高血压疾病包括妊娠期高血压、子痫前期、子痫、慢性高血压并发子痫前期及妊娠合并慢性高血压。前三种是妊娠期特有的疾病，主要表现为孕妇妊娠20周以后高血压、蛋白尿，严重时甚至发生抽搐、昏迷，甚至死亡，不但严重危害孕产妇健康，同时也增加了新生儿死亡率、患病率，使新生儿低体重或者小于胎龄儿的发生率增加。

妊娠期高血压疾病的发病机制目前尚未完全阐明，但学者们公认的机制是胎盘形成过程中胎盘血管形成不良，胎盘血流减少，这种慢性缺血缺氧的状态会使血管内皮细胞产生一系列炎性因子，导致血管内皮细胞进一步受损。胎儿由于胎盘血流供应不足生长发育受限，可以导致新生儿低体重、胎儿窘迫甚至胎死宫内。

很多研究报道具有妊娠期高血压疾病的女性分娩 SGA 新生儿的比例高。最近一项纳入 1847 例诊断为子痫前期或者妊娠期高血压产妇的研究表明，在患有子痫前期的产妇中，随着分娩时妊娠周数的降低，她们生产 SGA 孩子的可能性增加。妊娠小于 34 周分娩的女性中有57.1% 产生 SGA，妊娠 34～37 周分娩的女性有31.7% 产生 SGA，妊娠大于 37 周的女性仅有18.3% 产生 SGA。在患有妊娠期高血压的女性中也可以发现类似的结果，妊娠小于 34 周的女性有57.6% 产生 SGA，妊娠 34～37 周有30.5% 产生 SGA，妊娠大于 37 周的女性有12.1% 产生 SGA。

29. 妊娠期异常出血与 SGA 有什么关系？

有的妈妈也许会有这样的疑问，我在早孕期有过阴道出血，这是否会增加宝宝 SGA 的风险呢？

妊娠早期阴道出血对妊娠结局有重要影响。一项来自美国的研究纳入了 16506 名妊娠期女性并将其分为 3 组：无阴道出血组、妊娠早期轻度阴道出血组和妊娠早期重度阴道出血组，研究妊娠早期阴道出血与SGA之间的关系。结果表明，13%的女性有轻度点滴状阴道出血，1.5%的女性有似月经量的重度出血，轻度阴道出血与SGA不相关，而重度阴道出血与SGA呈正相关，并且重度阴道出血女性产生SGA的风险是没有重度出血女性的2.6倍，这些女性产生的胎儿体重要比无重度阴道出血女性生产的胎儿体重低200g。通过这项研究我们可以明确的是，如果妈妈在妊娠早期有轻度阴道流血，并不会增加SGA的风险，而出现过大量阴道流血的妈妈们就需要注意了，新生儿出现SGA的风险会升高。

那么为什么阴道出血会增加SGA的风险呢？有很多证据表明妊娠早期阴道出血是由于胎盘功能不足引起的，胎盘功能不足使妊娠期并发症的发生率增加，如胎儿窘迫、宫内生长受限、早产、足月前胎膜早破等。新生儿发生SGA的风险增加也就不难理解了。

30. 妊娠期社会心理因素与SGA有什么关系？

妊娠是女性生命中的一个重要阶段，女性的心理状态会发生巨大的变化，当遭遇生活中某些应激事件的刺激时，往往会产生焦虑、抑郁等不良的心理状态。常见的应激因素包括工作压力、家庭琐事、夫妻关系不和谐、亲友重病或突然离世等。适当的应激反应对机体来说是一种刺激，可以提高机体应对不良情况的反应能力，但是过度的应激会对机体产生不良影响。研究显示，妊娠期不良的心理社会应激会导致子代出生结局异常，增加自然流产、胎儿生长受限和出生畸形的风险，还会对子代的生长发育产生远期影响。

对于妊娠期不良的社会心理因素与 SGA 发生风险的研究尚无统一的结果。一项来自于荷兰的研究纳入了 5511 名妊娠期女性，采用问卷调查的方式评价这些女性的精神心理状态，结果表明妊娠早期高度的精神心理压力增加了新生儿 SGA 的风险，但是在排除混杂因素的干扰后二者之间并无显著关联。一项病例对照研究纳入了 836 名有不良生活事件的女性，也未发现精神压力与 SGA 之间的关联。然而，一些研究得出了相反的结论，荷兰的另外一项研究表明孕早期生活压力和抑郁心境与新生儿 SGA 的风险相关，在排除了母亲身高、体重、吸烟、教育程度等混杂因素后二者仍然相关。瑞典的一项研究表明缺乏来自社会和家庭的支持与关爱会增加新生儿 SGA 的发生率。虽然上述研究结果并不一致，但是妈妈们在妊娠期间保持良好的心理状态在一定程度上会使宝宝获益，来自家人的支持和关爱也同样会对妈妈和宝宝的健康产生积极的影响。

31. 父亲因素与 SGA 有什么关系？

由于胎儿的生长发育与母亲的健康营养状况密切相关，既往大多数研究关注的是母方因素如母亲既往孕产史、母亲健康状况、母亲妊娠期并发症与新生儿 SGA 的关系，但是不可否认父方因素也会对新生儿的出生结局产生一定影响。

一项来自英国的研究表明，父亲的身高和体重对新生儿的出生体重均有影响，但是在排除混杂因素的影响之后父亲的身高跟新生儿 SGA 关系最为显著，父亲的身高越高其新生儿体重越大，身高最高的父亲的新生儿体重比身高最矮的父亲的新生儿体重重 150 ~ 180g。

另外还有一些针对父亲出生体重与新生儿出生体重的研究。一项丹麦的研究表明父亲出生体重对新生儿出生体重有重要影响，对于那些父亲出生体重小于 3kg 的新生儿来说，他们的体重比父亲出生体重大于 4kg 的新生儿轻 176g。法国的一项研究比较了父母双方或者一方是小于胎龄儿与子女小于胎龄儿的关系，结果表明父亲出生时诊断为 SGA 其子女也为 SGA 的风险是对照组的3.5倍，母亲出生时诊断为 SGA 其子女也为 SGA 的风险是对照组的4.7倍，父母双方出生时均为 SGA 时其子女 SGA 的风险是对照组的16.3倍！造成这一结果的原因可能与遗传因素在 SGA 的发生中起一定作用有关。

32. 胎儿超声检查结果与 SGA 有什么关系？

B 超检查是临床上最为常用的方法，在不同孕周通过超声来监测胎儿的生长参数可以对胎儿的生长发育情况做出相对准确的评价。妊娠早期比较常用的参数有妊娠囊大小、顶臀长，结合血清 HCG 的水平可以估计妊娠周数。妊娠中晚期随着胎儿骨骼的发育成熟在 B 超下可以测定胎儿双顶径、腹围以及股骨长度，在获得上述测量值后，通过计算公式可以计算出胎儿的预计体重，将其与标准值进行比较可以了解胎儿发育情况。

妊娠早期测定胎儿顶臀长可以预测胎儿发生 SGA 的风险。英国的一项研究表明当胎儿的顶臀长与预计值相等或略大时，发生低出生体重儿的风险最低，当胎儿的顶臀长比预计顶臀长小2~6天时，其发生 SGA 的风险升高 3 倍。

妊娠中期预测胎儿体重低、腹围小或者双顶径短时新生儿 SGA 的风险也会随着增加。挪威的一项研究纳入了 16302 例单胎活产的女性，通过她们的末次月经以及超声下测量双顶径的长度分别推测预产期，比较二者之间差值与新生儿 SGA 的关系，结果发现二者之间相差大于 14 天时新生儿 SGA 的风险是差值小于 14 天时发生 SGA 风险的1.6倍。

33. SGA 的发生率高吗？

阅读了前面的内容，我们知道 SGA 有着几种不同的诊断标准。根据不同的诊断标准，SGA 的发生率也存在着差异。

据估计，全球婴儿中2.3%～10.0% 为 SGA。在我国研究人群中，如以出生体重低于同胎龄同性别的新生儿的出生体重的第 3 百分位数为诊断标准时，SGA 发生率为6.0%，其中男婴的发生率为6.3%，女婴为5.6%；若以出生体重低于同胎龄同性别的新生儿的出生体重的第 10 百分位数为诊断标准时，SGA 的发生率为11.2%，男婴的发生率为12.0%，女婴的为 10.4%。

从地域分布来看，在以第 3 和第 10 百分位数为诊断标准时，北方人口的发生率分别为5.1% 和9.4%，而这一数字在南方人口中达到了6.4% 和12.0%。

这些数据直观地告诉了我们，SGA 的发生率一直占有较高的比例。因此寻找预防和治疗 SGA 的方法是十分必要的。

34. 二孩中发生 SGA 的风险率高吗?

假如您第一个孩子被诊断为 SGA, 那么您在下次妊娠时再次分娩 SGA 的风险相对要高。荷兰曾经在全国进行过一次科学研究表明: 对比第 1 次妊娠时分娩了 SGA 的女性和分娩了非 SGA 的女性, 第 2 次妊娠时分娩非异常 SGA 的风险分别为 23% 和 3%, 大约是六倍的关系。2004 年, 瑞士人根据出生调查表明了第 1 次妊娠分娩 SGA 与随后妊娠发生死产之间的关系, 由于分娩 SGA 孕周的不同, 其死产发生倍数为 2～8 倍; 随后, 来自美国及澳大利亚的研究也报道了相似的结果; 其中分娩 SGA 孕周越小, 在分娩了早产 SGA 婴儿的女性中死产的风险最高。还有研究表明, 曾分娩过 SGA (即使是轻度 SGA) 的女性之后分娩的婴儿发生婴儿猝死综合征 (婴儿猝死综合征是指 1 岁以下婴儿的突然死亡, 且死因在全面的病例调查后仍不明确) 的风险增高。此外, SGA 病因中的子宫胎盘功能不全也是影响二孩的重要因素之一。胎盘功能受损在不同的妊娠中可能表现为不同的形式, 如生长受限、早产、子痫前期、胎盘早剥及死产等。

35. 为什么要预防 SGA 的发生?

如前所述 SGA 不仅会发生很多围生期的并发症, 还会造成很多远期的影响。SGA 相关的围生期并发症, 按发生率高低依次为: 吸入性肺炎、颅内出血、低血糖症、新生儿窒息、呼吸暂停、高胆红素血症、电解质紊乱、喂养困难、低体温等。有些甚至能导致 SGA 儿童的死亡。

出生之后，SGA 患儿由于长时间在宫内不能得到良好的生长环境，其身高和体重的增长可能会受到影响，甚至是不能进入正常的生长轨道。不仅是体格发育、甚至是智能发育也有可能落后于足月健康的新生儿。

近几年研究还发现，SGA 患儿成年后很有可能通过多种因素导致胰岛素抵抗，从而使得 SGA 是发生成年代谢综合征（metabolic syndrome，MS）、2 型糖尿病的高危人群。代谢综合征（MS）是以中心性肥胖、糖尿病或糖调节受损、高血压、血脂异常，等多种代谢性疾病合并出现为特点的一组临床症候群，而它们共同的病理生理基础恰恰就是胰岛素抵抗。MS 特点是发病率高，且一旦发病难以逆转，给个人、家庭和社会造成巨大的痛苦和经济负担。有国内外学者的多项流行病学调查表明 SGA 是成年 MS 的高危人群，发生率较适于胎龄儿高出 7 ~ 10 倍。

因此 SGA 是一个发病原因不清、具有多种致病因素、一旦发生不及时处理可能威胁生命、并且会在患儿生命中的不同阶段产生远期严重影响的疾病。因此，预防 SGA 的发生势在必行。

36. SGA 预防中母亲能做些什么？

母亲作为胎儿生命孕育之源，无疑是预防 SGA 发生的关键环节。可是有些作为准妈妈的女性，在怀孕时，依然追求保持未孕时的身材，过分地控制了自己的饮食，不能全面健康地摄取各种营养物质，只为了能够保持良好的身材。殊不知这样可能害了肚子里的宝宝。作为母亲，不仅要适龄婚育，还要在孕期维持增重，至少要在 9kg 以上，保证 BMI 要尽量在18.5kg/m² 以上。不仅如此，孕期的生活习惯也与腹中胎儿的生长发育息息相关。孕母要适当进行锻炼，保证有规律的生活作息，纠正不良生活习惯，必须戒烟、戒酒，减少咖啡的饮用量。

有些准妈妈可能会比较大意，感冒或者一些看似很小的疾病，自己找了些药服用，并没有寻求医生的帮助，这也是怀孕期间的大忌。孕妇们要尽量避免感染性疾病、妊娠期并发症如脐带异常、胎膜早破的发生，一旦发生，也不可随便用药，若有需要必须遵从医嘱。

更重要的是，高危因素的孕妇，如患有糖尿病的孕母、妊娠期高血压疾病的孕母等，一定不要漏过每次产检，更不要忽略每一个细节，要做重点监测并及时进行纠正疾病，控制疾病的进展。因为这些高危疾病的进展很有可能对腹中胎儿的生长发育造成严重的打击。只有严密监测，及时就诊，不麻痹大意，才能从准妈妈们自己做起，为宝宝的健康保驾护航。

37. 妊娠期间已经发现了 SGA 怎么办?

由于孕前、孕中的种种原因，孕母在妊娠期间的产检时发现了腹中胎儿发生了SGA，这该怎么办？还有补救的可能性吗？如果可以，该如何才能补救呢？

对于已经发生的小于胎龄事件，是可以补救的，并且是要及时采取措施进行治疗的。首先，要查明小于胎龄事件发生的原因，是否是因为准妈妈们由于过分控制饮食、没有运动、不良的生活习惯引起的，又或者是因为生活居住环境中的污染引起。在去除主观高危因素之后，才能对因采取补救措施，尽量保障胎儿有较好的预后。比如一位患有妊娠期高血压疾病的准妈妈，在怀孕期间挑食，只吃青菜不吃鱼、肉类，导致了胎儿发生 SGA。这位准妈妈需要做的就是，合理均衡健康的膳食，不能再挑食。当纠正了这些饮食上的主观因素之后，准妈妈应该遵从医生的医嘱，好好地控制妊娠期高血压疾病的进展，这样才能保证胎盘良好的氧气和营养供应，从而纠正胎儿的 SGA 状况。

相关的医疗措施包括给予肝素、硝酸甘油等通过改善子宫血流以增加胎盘绒毛间隙的血供，有效控制孕妇的血压和血糖，加强对于治疗效果不理想的胎儿的监护。如果通过积极的处理仍然不能纠正严重的 SGA，或者是出现了危急情况符合终止妊娠的指征时，准妈妈们也要做好心理准备，接受宝宝需要终止妊娠的现实。

38. 为了预防 SGA，应该住在哪里呢？

说了这么多准爸爸和准妈妈在孕前、孕期与 SGA 发生相关的因素，下面我们来介绍一下跟 SGA 发生相关的居住环境的因素。居住环境，是准爸爸、准妈妈、宝宝们存在最长的一种环境，当然与宝宝的健康联系密切。试想一下，现在如果要你挑选一片居民区，你会选择什么样的呢？必然是医疗条件好的社区、人口流动性和生活压力指数低的社区、经济水平较好的社区。这些真的都与 SGA 的发生相关吗？答案是肯定的。

紧邻医院的社区，可以方便孕妇的就诊，可以母儿情况出现变动的时候及时处理，避免延误病情。如果社区的人口流动性较低，压力指数低，那么孕母生活的压力会相应下降，并且安全感也会增加，这样会通过精神因素影响到孕母，进而影响的孕母孕期中的种种，从而更有利于胎儿的生长发育。社区居民的整体经济水平较高，那么孕母的物质保障会得到保障，进而间接的保障了胎儿宫内生长发育。

因此，在孕前、孕期最好寻找一个适合自己经济水平的前提下，相对较好的居住环境，最起码避免生活在脏乱差的居住环境中，挑选一个医疗、物质便利的居住场所。这样孕母既可以身心愉悦，更有利于胎儿的生长发育。

39. 为了预防 SGA，应该注意什么环境因素？

准妈妈们每天生活的环境，无疑也会对妊娠结局、腹中胎儿的生长发育产生一定程度的影响。说起环境污染，大家也许最先想到的是PM2.5。没错，这个众所周知的环境污染的的确确会对胎儿产生影响。曾有研究发现，孕期暴露于 PM2.5 及二氧化氮超标空气中的孕妇产下 SGA患儿的风险明显升高；而分娩前 6 周暴露于二氧化硫及 PM10 超标的空气中，SGA 的发生率也会提高。如果孕母工作或者居住的环境中充斥着有机污染物、重金属及化学毒物，如多氯联苯、铅和砷剂等，对 SGA 的发生均有明确的影响。甚至有时妊娠的结局远不是发生 SGA 这么简单，还会导致胎儿的畸形等不可逆转的危害。随着环境污染的加重、科技的发展以及 SGA 引起了越来越多的重视，饮用水污染、空气污染与 SGA 发生风险的研究也已深入。

因此，为了宝宝的健康，小编建议各位准妈妈、准爸爸们，早在备孕的时候就尽量地避免出入一些环境污染严重的场所。准妈妈们在妊娠期间，最好设法远离那些污染的环境和水源、可能发生污染场所。如果工作的场所存在着以上危险的环境污染因素，那么可以选择调动岗位或者是更换工作来保护自己和腹中的宝宝。饮用经过净化的安全放心的水源，尽量避免出入人多嘈杂的工种场所，必要时可以戴口罩对自己进行保护。

40. 为了预防 SGA，饮食应该注意什么？

中国有句古话"病从口入"，不可否认 SGA 的发生和饮食也存在或多或少的关系。有研究表示，母亲进食肉食、蛋和蔬菜会影响出生体重。目前进食蔬菜对 SGA 的影响仍有分歧。西班牙一项研究表示孕早期食蔬菜的母亲其孩子发生 SGA 的概率足足比其他人高出 3 倍左右；丹麦也做过一项类似的研究，他们却发现多食果蔬的孕妇，其发生 SGA 的可能性显著降低。果蔬之所以会降低 SGA 的发生，主要是因为蔬菜中含有丰富的叶酸、铁、胡萝卜素和抗氧化剂等物质，虽然目前还没有足够的直接证据证明叶酸会对 SGA 的发生产生绝对的影响，但有学者做了关于两者关系的统计学分析，发现母亲服用叶酸以及各种微量元素的药物可以降低低出生体重儿的发生率，除此之外，孕期叶酸的补充还可以预防新生儿先天性神经管畸形等不良影响，因此，待孕的准妈妈们，可以适量调整自己的饮食结构，适量增加果蔬的摄入，来降低 SGA 等不良妊娠结局发生的风险。而对于孕妇是否可以适量增加肉蛋来降低 SGA 的发病率，因为肉蛋摄入不仅受经济因素影响，而且还会掺杂对母亲的体重、血脂的影响，导致两者是否存在相应的关系，难以确定。但笔者建议对于孕期的准妈妈们，可以适量调整肉蛋类的摄入，尤其对于那些孕前营养相对不良的妈妈们。综上，准妈妈们，孕期一定不要偏食，注意果蔬、肉蛋类营养摄入均衡，这样可以一定程度上降低 SGA 的发生。

41. SGA 与父亲之间有什么关系？

说出来你可能都不会相信，原来父亲的一些情况也与 SGA 的发生紧密相关。虽然国内外关于 SGA 父系危险因素的研究比较少，相关的父系因素主要有年龄、职业、饮酒、身高。

研究发现，父亲的年龄应该是适宜的，如果父亲年龄大于 45 岁或者小于 24 岁会增加 SGA 发生率。虽然原因未明，但是父亲的工作环境也与胎儿是否发生 SGA 有关，比如父亲由于职业原因需要长期接触铅、二噁英或有机溶剂等对身体产生毒性作用的物质，那么会增加后代 SGA 发生危险。相关数据统计发现，SGA 的父亲酗酒率及吸烟率显著高于适于胎龄儿（AGA）的父亲。这些情况也许是通过改变父亲的精子质量或者是一些未知的途径来影响胎儿的宫内生长发育。另外一个显而易见的因素就是父亲的身高了，就如同孕母的 BMI 一样，父亲身高与后代出生体质量显著相关——父亲身高过矮增加 SGA 的危险。

父亲的身高状况我们是无能为力的了，但是准爸爸们可以通过戒烟、戒酒、改善自己的工作环境，最起码在试孕的一段时间内脱离有害的工作和生活环境，并且尽量做到适龄婚育，这样才能更好地保证胎儿宫内的正常生长发育，预防胎儿 SGA 的发生。

42. 妊娠间隔与 SGA 之间是否存在关系？

随着二胎的开放，很多伟大的准妈妈们开始筹备再要一个小宝宝。但大家不知的是两次怀孕应该间隔多久才能生出更加健康的宝宝。医学上，我们用妊娠间隔来表达这次分娩后到下次怀孕的时间。其实怀孕给母亲带来的诸多影响，例如：血容量增加，基本代谢率增加，微量元素需求量增加，而适合的妊娠间隔，可以更好地帮助孕妇恢复身体的各项身体功能，以备下次怀孕。但是，关于妊娠间隔与 SGA 之间的关系的研究，结果并不一致。差异可能是参照对象不同，或者存在其他的混杂因素。在一些妊娠间隔与 SGA 存在显著相关的研究中，相比更长的妊娠间期，妊娠间期少于 6 个月时通常 SGA 的风险升高 15%～30%。所以建议妊娠间期大于 6 个月为宜。在这期间，目前不仅可以补充由于母乳喂养导致相关营养素的缺失，还能让子宫得以充分地休息，以备下次怀孕。

43. SGA 生后保健重点有哪些？

首先，我们应该明确一个关键的概念：SGA 应该比正常新生儿得到更加精心的照顾。对于 SGA 主要保健期间为 1～2 岁，长期的健康监测也应该进行。从出生开始，如果宝宝生后状态不佳，那应该积极进行治疗，例如新生儿重症监护室（NICU），在那里进行积极的保暖、呼吸、营养等治疗，当状态足够好的在家里应以母乳为主，并叮嘱妈妈多食果蔬、肉蛋类的食物。万一妈妈的母乳不足以 SGA 宝宝食用，可以用配方奶填补母乳不足。其添加辅食的时间和正常宝宝相同，添加辅食的顺序也基本相同。SGA 在喂养的阶段的目标是：保持追赶，避免过度。

我们总结了 SGA 生后保健的重点为：1 岁内，促进追赶生长，最大限度地发挥其生长潜能，但也要关注体重过度增长的问题；2 岁内的生长发育检测至关重要，避免过度生长，影响长远的代谢分泌功能，减少长远并发症发生可能性。

44. 什么是"营养程序化"？

众所周知，儿童成长早期获得的营养对其未来的生长有重要作用。1998 年 Lucas 提出了"营养程序化"的概念，从此"营养程序化"受到了广泛的关注。那么什么是营养程序化？

Lucas 认为在发育或敏感时期的营养状况，将对机体或功能产生长期或终生的影响。这是因为，早期营养环境可以刺激机体产生适应性的克隆选择或者分化母细胞增殖，从而永久性地改变组织细胞数量或比例。

由此引申出了代谢程序化，这是指 SGA 在出生早期对不利营养环境的适应导致胰岛素内分泌功能和结构改变及靶器官的敏感性下降，这种改变会一直持续至成年期，导致 2 型糖尿病的易患性增加。

有一项有趣的实验。孕期中低热量喂饲的母鼠，其胎鼠出现了胰岛功能的改变和分泌减少。但是若生后正常喂养，断乳时这些小鼠的胰岛功能可以恢复正常，若仍然持续营养不良，那么断乳时小鼠的胰岛功能产生了不可逆的损害。这就说明，新生儿期对于胰岛的功能塑造也是至关重要的。

以上这些关于营养程序化机制的探讨，让我们看到了有效调控SGA生长的曙光。假如我们利用早期营养的"程序化"作用对SGA在出生早期生长发育的敏感时期进行营养干预，那么就有可能避免或减轻胰岛素抵抗（IR）的程度，降低SGA在成年后发生多发性硬化（MS）的易患性。

45. 谁在调控 SGA 的生长？

想要有效地调控SGA的生长发育，首先我们先要明确谁能够调控SGA生长？生长的调控，受到了3大因素的影响，分别是遗传、内分泌和营养。

对于调控SGA生长来说，我们在遗传方面能做的较少。我们主要是在内分泌和营养方面进行调控。

营养是生长的重要物质基础，胎儿期及新生儿早期的营养对生长起主导作用。但是营养需要由内分泌代谢调控，从而与生长联系。因此，出生6个月，尤其1岁内营养与内分泌间的协调平衡是正常生长的保证。很多人会误认为生长一定与生长激素密切相关，但是胎儿期及新生儿早期的生长，呈非生长激素依赖性，机体通过调控代谢轴的功能实现促生长效应。也就是说，营养物质（氨基酸、葡萄糖）经胰岛素介导胰岛素样生长因子-I（IGF-I）分泌实现生长。IGF-I具有促生长作用，在体外促进糖原累积，在体内促进动物脂肪、蛋白质及糖原合成，还能促进胰腺素的分泌和保护p细胞。营养因素，特别是蛋白质，是循环中IGF-I水平的主要调节因子。在幼儿期和新生儿早期，如果IGF-I水平低下，不仅会引起生长缓慢，更重要的是，IGF系统发生的改变长期存在于机体中，成为 SGA 成年后患病的重要基础。

除此之外，瘦素——肥胖基因编码的蛋白质，也是重要的调节因素。生后第一年内瘦素水平的增高，反映了脂肪组织功能缺陷，可能导致 SGA 成年期肥胖、胰岛素抵抗。因此，及时正确地补充营养，改善生长关键时期的内分泌状态，是调控 SGA 生长的关键环节。

46. "营养程序化"观点与 SGA

既然我们已经了解了营养和内分泌是人为干预 SGA 生长发育的重要一环，及时合理的补充营养的重要性不言而喻。

传统营养支持观点认为生后给予高热量饮食可加快生长发育，而早期给予氨基酸可能会产生一些不良反应。但是有实验证明，SGA 幼鼠如果在哺乳期喂以高蛋白高热卡，成年期会出现肥胖和更为严重的胰岛分泌功能受损，脂源性肿瘤坏死因子（TNF-α）升高。这说明在生后早期给予高蛋白高热量饮食，不能改善甚至是加重 SGA 出现的代谢异常。

于是，新的营养观点认为生后高热量饮食可能加重代谢紊乱，而早期予氨基酸是安全必要的。新的营养方案为肠外营养予热量 251.0 ～ 334.7kJ/（kg·d）。推荐选用小儿专用氨基酸。出生 12 ～ 24 小时即可应用（肾功能不全者例外），从 1.0 ～ 2.0g／（kg·d）开始［早产儿建议从 1.0g／（kg·d）开始］，按 0.5g/（kg·d）的速度逐渐增加，足月儿可增至 3g／（kg·d），早产儿可增至 3.5g/（kg·d）。氮：非蛋白热量 = 1g：（418.4 ～ 836.8）kJ（1g：100 ～ 200kcal）。实验发现，如果在哺乳期给 SGA 幼鼠高蛋白饮食，断奶第 4 周恢复正常的饮食方案，既满足 SGA 生后的生长追赶，又能减缓 IR 发生。

由此可见，我们应该遵循新的营养观点进行 SGA 生长调控，早期给予氨基酸，避免过多高热量食物的给予，从而通过饮食改变 SGA 的远期预后和生存质量。

47. SGA 患儿是否可以和正常人长得一样高？

前面提到，SGA 的追赶生长主要阶段是 1 ~ 2 岁，相关研究也表明 SGA 两岁时的身高和其远期预后身高存在一定的关系。当 SGA 宝宝在生后两岁时，其身高仍然低于同年龄段的正常出生的宝宝，那么他在青春期后的身高往往会低于正常。同样的，在对青春期后身高的评估中，发现 20% 的矮小青年人出生时被诊断为 SGA。有些 SGA 的家长会担心，我们家的孩子岂不是一辈子就不可能长高了吗？其实这种想法不完全正确，首先影响身高的因素很多，比如说人体中内分泌轴、青春期时的饮食情况、心理情况等因素。家长首先能做的就是注意 SGA 宝宝们的饮食，不仅是在婴幼儿时期，还包括青春期；再者，可以去医院进行相关激素轴和骨龄的评估，了解自家孩子的未来生长的可能性以及最终身高的预测；最后，如果以上措施还有评估表示还是可能导致青春期无法发育到理想的身高，这时可以去医院咨询是否可以进行生长激素对症治疗，国内外大样本临床试验研究表明经过生长激素治疗的 SGA，其长期的身高大部分都能达到理想的身高要求。总之一句话，有 SGA 不可怕，最怕耽误发现以及治疗的最佳时期，只要进行积极的监测以及治疗方案，绝大部分 SGA 都能拥有和同龄人相似的身高。

48. SGA 预防的遗传因素有什么作用?

随着现在科学进一步的发展以及对 SGA 越来越多的关注，我们发现 SGA 是一个多因素共同作用产生的疾病，存在着环境、母亲、父亲、胎儿等方方面面的影响因素，其中竟然还存在着遗传因素的作用。那么遗传因素起到了什么样的作用，又是如何起作用的呢？

首先，SGA 存在着或多或少的遗传作用，但就像其他许多的遗传的疾病一样，遗传因素只是占其中的一部分，究竟百分比是多少，还有待进一步的研究。但是可以肯定的是，如果孕母本身是一个 SGA，或者孕母之前生产过 SGA 患儿的话，那么本次生产发生 SGA 的风险和概率将会增加。遗传因素并不像其他因素那样是我们可以通过学习、了解就可以规避的，遗传因素是孕母本身带有的，无法选择，无法使之消失。因此，如果你存在上述遗传因素，那么你需要在怀孕时就注意产检，更应该在孕期格外的小心，注意规避其他一切可控的风险，才能尽可能地保证胎儿的健康生长。

即使你良好地规避可控风险，可能还是会在产检时发现腹中的胎儿发生了 SGA，这个时候需要及时的治疗，以避免发生难以预料的并发症。

49. 如何降低二孩 SGA 的发生率?

笔者在产科见到了这样一个案例。一个来生二胎的母亲，初产的时候饮食状况非常良好，孩子出生体重满意，各个方面的发育都非常良好。但是本次生产的时候，却非常奇怪地不喜欢吃肉了，而且素食吃了很久。来产检的时候，胎儿的情况非常不好，母亲的状况也不佳。医生叮嘱患者多进食红肉，补充铁质、钙质，然而孕母也没有遵从医嘱。

在笔者看来，这位准妈妈是非常不负责任的。她并没有认识到母亲的饮食与生活习惯会对胎儿产生多么重大的影响。因此，提醒各位准备生二胎的准妈妈。即使上次生产的胎儿非常健康，也并不要掉以轻心，认为此次生产风险不大。毕竟准妈妈的年龄要比上次有所增加，二次妊娠也会带来很多的并发症。只有更加细致地规避风险，不仅是SGA的风险需要规避，比如说良好的饮食、适当的锻炼、没有污染的生活环境等；更重要的是孕母要去规避二胎所带来的风险。因为假如准妈妈们去除了以上所说的所有SGA危险因素，却发生了二次妊娠并发症的话，那也是功亏一篑的。所以及时、有保障的产前检查，遵从医嘱，才能为腹中的宝宝保驾护航。

50. SGA 为何会导致矮小?

大家都知道，孩子的身高和遗传、营养有关，除此以外，内分泌激素也对身高有很大影响。顾名思义，生长激素是调控身高最重要的激素。但是，生长激素并不是全程调控孩子的身高增长，在胎儿期、生长与生长激素关系不大，而与营养是否充足关系更大。如果因为各种各样的原因导致胎儿期营养物质供给不足，则会造成胎儿营养不良或宫内生长迟缓。当孩子出生以后，有些孩子会通过增加摄入营养，最终身高能追上同年龄的孩子。但是，如果仍有其他疾病或者因素导致营养不良，则会出现身材矮小的问题。

51. SGA 的孩子怎样预防矮小？

我们知道，小于胎龄儿往往是由于胎儿期宫内生长受限所致。患儿出生后不利因素去除，生后第一年内会出现明显的追赶生长，大多数 SGA 患儿在生后 2 年内达到完全追赶生长。因此生后早期的生长发育甚为重要。除了按时随访，营养强化是保证小于胎龄儿健康发育的第一关键要素，纯母乳喂养并不能满足小于胎龄儿早期的营养需求。大量临床数据和案例显示，小于胎龄儿先天营养储备少，喂养难度高，出院后的照顾才是万里长征第一步。家长们在脱离医生每天监督的情况下，需要选择正确的奶粉，按时、定量地为小于胎龄儿提供充足营养，并且定期去医院随访。家长应该在医生的建议下选择特殊配方粉作为母乳的补充，以强化营养。

52. SGA 导致的矮小怎么治疗？

小于胎龄儿的追赶生长主要发生在 1 岁之前，在 2 岁前接近完成。若在 2 岁还没有追赶上正常平均值，往往会导致成年身高的落后。因此当孩子出现矮小时，应尽早到正规医院就诊并检查，及早进一步干预实现追赶生长。由于引起矮小的原因多种多样，首先通过详细询问病史、体格检查和化验检查的结果，综合分析，判断引起儿童矮小的原因，然后确定治疗原则。原因不同，处理方法也不同，如营养不足所致者应从婴幼儿合理喂养，儿童期全面均衡饮食，培养良好的饮食习惯、促进食欲等方法改善小儿营养状况。全身各系统疾病引起的生长缓慢者，应积极治疗原发病，原发病治愈后生长速度得以恢复。家族性矮小和体质性生长发育迟缓的矮小儿童主要是遗传因素造成的，不需要治疗。可通过改善环境条件，使生长潜能充分发挥，消除儿童和家长的顾虑。精神因素造成的生长延缓患儿应改善环境，使儿童得到精神上的安慰和生活上的照顾。诊断为先天遗传代谢性疾病或先天畸形综合征者目前尚无治疗方法，可进行遗传咨询。如果经过一系列检查符合生长激素的治疗适应证，可以开始生长激素的治疗。此外，对于一部分患者而言，生长迟缓或生长速度下降可能是颅内肿瘤的早期的临床表现，因此对于这些患者尽量进行头颅 MRI 检查，以免漏诊并贻误治疗时机。

53. SGA 矮小患儿有最佳治疗年龄吗？

身材矮小是当今儿童生长发育中最常见的内分泌疾患，也是儿童自身、家长、教师、社会都极为关注的问题。尽管如此，儿童身材矮小的就医、诊断和治疗总是过迟，经常有已经成年的矮小症患者前来就医，他们要想达到成人最终的平均身高已不可能。因此，矮小症的早期发现、早期诊断、早期治疗非常重要。身材矮小症，开始正确治疗的年龄愈小，效果愈好。研究表明，生长激素缺乏症导致的矮小症患儿在 3 岁以前用生长激素治疗可获得近乎完全正常的快速生长的身高，最终身高与正常人几无差别。可是能做到在 3~4 岁时就开始治疗的患者甚少，多数患者在青春期后才因为上学、分配工作、参军、婚姻等遇到挫折才来要求诊治，此时治疗，疗效甚微。所以，SGA 患者求治时应该注意年龄。

54. 出现什么表现提示 SGA 导致的矮小？

如何知道自己的孩子生长是否正常？如何判断一个儿童的身高与同龄人相比属于正常范围？这需要首先要将其身高与相同的年龄、相同性别的正常健康儿童的身高进行比较。而这个正常的身高被称为标准，它是从大多数有代表性的健康儿童的体格测量中计算出来的数字，一般用标准差法和百分位法来表示儿童的生长水平。

目前临床上以标准差法和身高百分位法来判断身材矮小。即在相似的成长环境下，同种族、同地区、同性别、同年龄身材正常儿童的小朋友间，如果一个孩子的身高比正常儿童身高的平均值低 2 个标准差，或者身高小于该人群儿童身高的第 3 百分位数者，就叫作矮小症了。

标准差法是用平均值和标准差作为评价"标准"，凡是身高在平均值加减 1 个标准差范围内属于中等，在平均值加 1~2 个标准差范围内的为中上，超过 2 个标准差以上者为上等，属于身材高大；低于平均值减 2 个标准差以下为下等，属于身材矮小。

百分位法是将 100 个人的身高按从小到大的顺序排列，排在第 25~75 位的属于中等，在第 75~97 位为中上等，在 97 位以上者为上等，在第 3~25 位为中下等，在第 3 位以下为下等属于身材矮小。

由于不同种族和地区的生长存在着明显的差异，因此应选择代表本国家和民族的近期体格发育数字作为评价标准（表2、表3）。

表2 女孩身高标准差

年龄	-3SD 身高（cm）	-2SD 身高（cm）	-1SD 身高（cm）	中位数 身高（cm）	+1SD 身高（cm）	+2SD 身高（cm）	+3SD 身高（cm）
出生	44.7	46.4	48.0	49.7	51.4	53.2	55.0
2月	51.1	53.2	55.3	57.4	59.6	61.8	64.1
4月	56.7	58.8	61.0	63.1	65.4	67.7	70.0
6月	60.1	62.3	64.5	66.8	69.1	71.5	74.0
9月	63.7	66.1	68.5	71.0	73.6	76.2	78.9
12月	67.2	69.7	72.3	75.0	77.7	80.5	83.4
15月	70.2	72.9	75.6	78.5	81.4	84.3	87.4
18月	72.8	75.6	78.5	81.5	84.6	87.7	91.0
21月	75.1	78.1	81.2	84.4	87.7	91.1	94.5
2岁	77.3	80.5	83.8	87.2	90.7	94.3	98.0
2.5岁	81.4	84.8	88.4	92.1	95.9	99.8	103.8
3岁	84.7	88.2	91.8	95.6	99.4	103.4	107.4
3.5岁	88.4	91.9	95.6	99.4	103.3	107.2	111.4
4岁	91.7	95.4	99.2	103.1	107.0	111.1	115.3
4.5岁	94.8	98.7	102.7	106.7	110.9	115.2	119.5
5岁	97.8	101.8	106.0	110.2	114.5	118.9	123.4
5.5岁	100.7	104.9	109.2	113.5	118.0	122.6	127.2
6岁	103.2	107.6	112.0	116.6	121.2	126.0	130.8
6.5岁	105.5	110.1	114.7	119.4	124.3	129.2	134.2
7岁	108.0	112.7	117.6	122.5	127.6	132.7	137.9

年龄	-3SD	-2SD	-1SD	中位数	+1SD	+2SD	+3SD
	身高（cm）	身高（cm）	身高（cm）	身高（cm）	身高（cm）	身高（cm）	身高（cm）
7.5 岁	110.4	115.4	120.4	125.6	130.8	136.1	141.5
8 岁	112.7	117.9	123.1	128.5	133.9	139.4	144.9
8.5 岁	115.0	120.3	125.8	131.3	136.9	142.6	148.4
9 岁	117.0	122.6	128.3	134.1	139.9	145.8	151.8
9.5 岁	119.1	125.0	131.0	137.0	143.1	149.2	155.4
10 岁	121.5	127.6	133.8	140.1	146.4	152.8	159.2
10.5 岁	123.9	130.3	136.8	143.3	149.8	156.3	163.0
11 岁	126.9	133.4	140.0	146.6	153.3	160.0	166.7
11.5 岁	129.9	136.5	143.1	149.7	156.3	162.9	169.6
12 岁	133.0	139.5	145.9	152.4	158.8	165.3	171.8
12.5 岁	135.9	142.1	148.4	154.6	160.8	167.1	173.3
13 岁	138.2	144.2	150.3	156.3	162.3	168.3	174.3
13.5 岁	140.1	146.0	151.8	157.6	163.4	169.2	175.0
14 岁	141.5	147.2	152.9	158.6	164.3	169.9	175.5
14.5 岁	142.6	148.2	153.8	159.4	164.9	170.4	175.9
15 岁	143.3	148.8	154.3	159.8	165.3	170.8	176.2
15.5 岁	143.7	149.2	154.7	160.1	165.6	171.1	176.4
16 岁	143.7	149.2	154.7	160.1	165.5	171.0	176.4
16.5 岁	143.8	149.3	154.7	160.2	165.6	171.0	176.4
17 岁	144.0	149.5	154.9	160.3	165.7	171.0	176.5
18 岁	144.4	149.8	155.2	160.6	165.9	171.3	176.6

表3　男孩身高标准差

年龄	−3SD 身高（cm）	−2SD 身高（cm）	−1SD 身高（cm）	中位数 身高（cm）	+1SD 身高（cm）	+2SD 身高（cm）	+3SD 身高（cm）
出生	45.2	46.9	48.6	50.4	52.2	54.0	55.8
2月	52.2	54.3	56.5	58.7	61.0	63.3	65.7
4月	57.9	60.1	62.3	64.6	66.9	69.3	71.7
6月	61.4	63.7	66.0	68.4	70.8	73.3	75.8
9月	65.2	67.6	70.1	72.6	75.2	77.8	80.5
12月	68.6	71.2	73.8	76.5	79.3	82.1	85.0
15月	71.2	74.0	76.9	79.8	82.8	85.8	88.9
18月	73.6	76.6	79.6	82.7	85.8	89.1	92.4
21月	76.0	79.1	82.3	85.6	89.0	92.4	95.9
2岁	78.3	81.6	85.1	88.5	92.1	95.8	99.5
2.5岁	82.4	85.9	89.6	93.3	97.1	101.0	105.0
3岁	85.6	89.3	93.0	96.8	100.7	104.6	108.7
3.5岁	89.3	93.0	96.7	100.6	104.5	108.6	112.7
4岁	92.5	96.3	100.2	104.1	108.2	112.3	116.5
4.5岁	95.6	99.5	103.6	107.7	111.9	116.2	120.6
5岁	98.7	102.8	107.0	111.3	115.7	120.1	124.7
5.5岁	101.6	105.9	110.2	114.7	119.2	123.8	128.6
6岁	104.1	108.6	113.1	117.7	122.4	127.2	132.1
6.5岁	106.5	111.1	115.8	120.7	125.6	130.5	135.6
7岁	109.2	114.0	119.0	124.0	129.1	134.3	139.6

年龄	-3SD	-2SD	-1SD	中位数	+1SD	+2SD	+3SD
	身高（cm）	身高（cm）	身高（cm）	身高（cm）	身高（cm）	身高（cm）	身高（cm）
7.5 岁	111.8	116.8	121.9	127.1	132.4	137.8	143.4
8 岁	114.1	119.3	125.0	130.0	135.5	141.1	146.8
8.5 岁	116.2	121.6	127.1	132.7	138.4	144.2	150.1
9 岁	118.3	123.9	129.6	135.4	141.2	147.2	153.3
9.5 岁	120.3	126.0	131.9	137.9	144.0	150.1	156.4
10 岁	122.0	127.9	134.0	140.2	146.4	152.7	159.2
10.5 岁	123.8	130.0	136.3	142.6	149.1	155.7	162.3
11 岁	125.7	132.1	138.7	145.3	152.1	158.9	165.8
11.5 岁	127.7	134.5	141.4	148.4	155.4	162.6	169.8
12 岁	130.0	137.2	144.6	151.9	159.4	166.9	174.5
12.5 岁	132.6	140.2	147.9	155.6	163.3	171.1	178.9
13 岁	136.3	144.0	151.8	159.5	167.3	175.1	183.0
13.5 岁	140.3	147.9	155.4	163.0	170.5	178.1	185.7
14 岁	144.3	151.5	158.7	165.9	173.1	180.2	187.4
14.5 岁	147.6	154.5	161.3	168.2	175.0	181.8	188.5
15 岁	150.1	156.7	163.3	169.8	176.3	182.8	189.3
15.5 岁	151.9	158.3	164.7	171.0	177.3	183.6	189.8
16 岁	152.9	159.1	165.4	171.6	177.8	184.0	190.1
16.5 岁	153.5	159.7	165.9	172.1	178.2	184.3	190.3
17 岁	154.0	160.1	166.3	172.3	178.4	184.5	190.5
18 岁	154.4	160.5	166.6	172.7	178.7	184.7	190.6

55. SGA 会影响智商吗?

小于胎龄儿的智能发育大部分是正常的,其智力发育的好坏和造成宫内发育迟缓的病因有关。如其原因为宫内感染、严重营养不良或染色体异常,有可能引起智能发育障碍。而早产儿以及低体重出生儿会对孩子的智力发育造成影响,造成认知障碍。有的小于胎龄儿,在出生时,除体重低外没有任何其他异常表现,这可能单纯因母亲身材矮小的原因所致。

两岁前是儿童智力发育的最关键时候,这时候会出现智力发育的追赶生长,所以母亲需要多服用一些增强大脑发育的食物,如核桃、二十二碳六烯酸(DHA)、鱼油、卵磷脂等,来提供足够的营养以适应婴幼儿的智力追赶生长。

56. SGA 导致矮小会遗传吗?

儿童身高一方面和遗传基因有关,一方面和环境条件有关。家庭中不同成员的身材对儿童影响程度不同,血缘关系越近影响越大。如孩子的父母和同胞间兄弟姐妹身材矮小,其身材矮小的可能性会更大,因为他们分担其基因的1/2。而祖父母、叔叔和阿姨对其身材的遗传影响要略小,因其分担其基因的1/4,侄甥只占1/8。如果远亲中有一矮个子的儿童,其遗传的影响较小。父母身材矮小对子女身高有影响,但身高属于多基因遗传,并且受遗传和环境的双重影响,后天因素也会影响儿童的身高,且有30%左右的比重。

57. SGA 导致的矮小与性别有关吗？

一般来说，在同年龄的孩子中，男孩身高要比女孩身高略高一些，但是因为不同个体生长速度不同，身高差异也会有所不同，可能在某一个年龄阶段，同龄男孩的身高低于同龄女孩。另外，遗传和家族因素、营养与疾病、某些内分泌疾病也会影响儿童的身高。因此在判断孩子身高有无异常时，应该将其身高与相同的年龄、相同性别的正常健康儿童的身高进行比较。另外应注意，由于不同种族和地区的生长存在着明显的差异，应选择代表本国家和民族的近期体格发育数字作为评价标准。因此在除外某些与性别有关的先天性遗传病后，如女孩的先天性卵巢发育不全症等，不同性别儿童之间的身高比较并无太大意义。

58. SGA 导致的矮小食疗有效吗？

如上文所述，孩子的身高和遗传、家族因素、营养与疾病，以及某些内分泌疾病有关。引起身材矮小的原因有很多，食疗仅仅对营养不足所致者有效。患儿出生后因母体宫内不利因素去除，生后第一年内会出现明显的追赶生长，大多数 SGA 患儿在生后 2 年内达到完全追赶生长。因此生后早期的食疗效果会比较明显，营养强化是保证小于胎龄儿健康发育的第一关键要素。对于此类患者，应从婴幼儿合理喂养、儿童期全面均衡饮食、培养良好的饮食习惯、促进食欲等方法改善小儿营养状况。

由于引起矮小的原因多种多样，除营养外的其他病因引起的矮小，通过食疗可能效果并不理想。因此当孩子出现矮小时，应尽早到正规医院就诊并检查，通过详细询问病史、体格检查和化验检查的结果，综合分析判断引起儿童矮小的原因，然后根据病因确定针对性的治疗。

59. SGA 矮小需要做哪些检查？

引起身材矮小的原因很多。当孩子出现矮小时，应尽早到正规医院就诊并检查，明确病因，及早进一步干预实现追赶生长。孩子到达医院后，医生会详细询问病史，并做全面的体格检查。另外，还会根据患儿的具体情况，决定是否需要做进一步的检查。现简单介绍一些经常用到的检查。手腕掌指骨的 X 线片，可以帮助了解骨龄，判断孩子骨骼生长情况，骨骺闭合的程度和生长潜力。血、尿常规，血肝肾功能，血钙、磷和碱性磷酸酶，甲状腺激素，生长因子，微量元素等可评估患儿整体情况以及生长代谢水平。除此以外，生长激素激发试验（可乐定、精氨酸等激发试验）可判断是否存在生长激素缺乏。女孩查血染色体可鉴别是否为"先天性卵巢发育不全症"等。通过全面的检查，医生可以对孩子矮小原因进行明确诊断，确定治疗原则，制定合理的治疗方案。

60. SGA 导致的矮小与其他原因导致的矮小治疗方面有哪些不同？

引起儿童矮小症的病因多种多样，比如甲状腺功能低下、特纳综合征、苯丙酮尿症、营养不足、全身各系统疾病、家族性、精神因素等。

由于各个疾病引起患儿身材矮小甚至智力低下的发生机制不尽相同，治疗方案也是不一样的。在此基础上，还要讲究个体化治疗，同病不同治就是这个道理。如，营养不足所致的矮小首先从合理喂养，充分补充营养方面入手；精神因素导致的矮小可以适当改善环境，使得儿童心理得到变化；甲状腺功能低下患儿通过服用甲状腺素制剂等。

小于胎龄儿大多是因为宫内营养不良或生长受限，因此针对小于胎龄儿，首先选择充分的营养补充。如果在充分补充营养的情况下，小于胎龄儿仍没有表现出明显的追赶生长或正常生的长发育趋势，则要注意是否合并存在生长激素缺乏、遗传疾病或其他疾病。总而言之，小于胎龄儿导致的矮小与其他原因导致的矮小治疗方面还是有所差异，因此就诊正规医院，个体化治疗才是正确的方式。千万不要陷入误区，贻误儿童病情。

❓ 61. SGA 导致的身材矮小如何进行营养支持?

和正常同龄儿不同的是，SGA 的追赶生长阶段是最为重要的，那么如何实现最大限度地追赶生长？蛋白质是最佳的"建筑材料"，并且需要量多于成人 $[0.8 \sim 1.2g /(kg \cdot d)]$。不仅要讲究数量，还要考虑质量，一般以优质蛋白为主，包括动物性蛋白、大豆或者豆制品，同时注意荤素搭配，可进一步提高蛋白质的价值。除蛋白质外，微量元素以及维生素的补充同等重要。对于 SGA 儿童生病之后的恢复阶段，饮食切忌过油，要选择一些胃肠道容易消化吸收，不增加胃肠道负担的食物，采取少食多餐的方法，确保供给"追赶生长"所需的足够营养素。

62. SGA 的矮小治疗过程中生长发育曲线有什么作用？

身高尺是身高的测量标准，那么生长曲线就是孩子生长状态的测量标准。那么什么是生长曲线呢？就是将孩子不同时期测量的身高、体重数据记录下来，并描记在一个简单的坐标轴中，将几次描记的点连接起来，就是该儿童的生长曲线（图 1~4）。

在 SGA 治疗过程中，更重要的是要进行生长监测，主要是指对同一儿童在特定的年龄阶段反复测量身高和体重。有些家长会说："我们家孩子一天测的身高能相差 1cm，这是怎么回事啊？我们究竟要相信哪个数值？"据国内外文献报道，正常青少年早晚身高可以相差 0.5~1.0cm，这主要是由于重力因素的影响，使得儿童的关节间隙缩小或脊柱弯曲，从而身高变矮。因此在监测身高时，推荐在每天的同一时间段内，这样可以消除其他干扰因素。有了治疗期间内连续的身高变化，临床医生可以计算出生长速度，身长加速或迟缓的情况就显而易见了，影响生长的因素也是可能从中发现的。生长速度一般并不匀速，一段时间内生长速度是正常的，并不代表以后的生长也正常，因此要持续监测。对生长速度减慢的儿童，无论目前身高如何，都可以被认为是生长障碍，需要帮助孩子找出病因并解决。在接受生长激素治疗的时候，更应该严格地监测生长发育曲线，并且记录何时进行了生长激素的调整。如果生长曲线沿着一条线平行上升，表明生长速度正常；如果生长曲线变平或下降，说明生长出现问题。可能需要进行下一步的治疗调整，需及时向临床医生咨询。

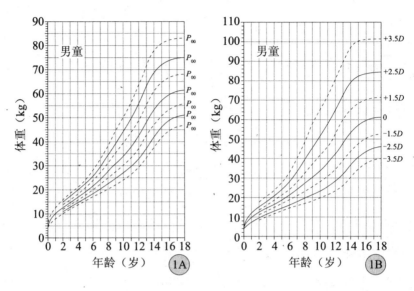

图1 0~18岁男童的体重生长曲线

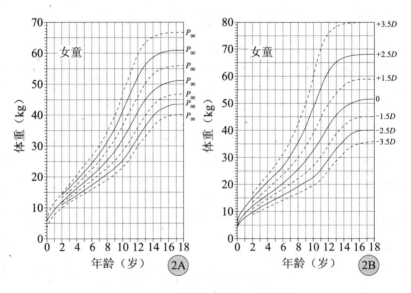

图2 0~18岁女童的体重生长曲线

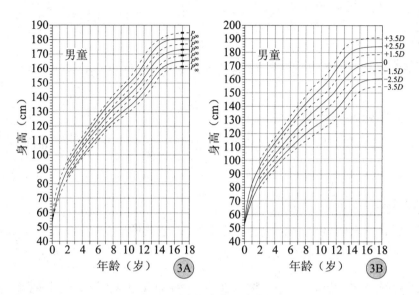

图3 0~18岁男童的身高生长曲线

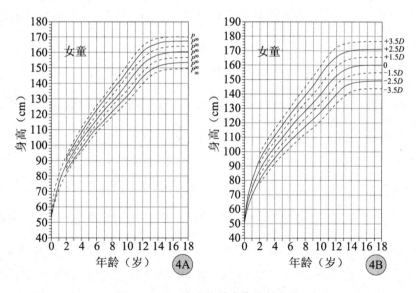

图4 0~18岁女童的身高生长曲线

63. SGA 的身材矮小治疗多久可以赶上正常同龄儿童?

　　小于胎龄儿的出现一个很重要的原因是宫内营养不足,导致宫内发育迟滞。因此出生后营养的补充极其重要,充分补充营养,也就是纠正了阻碍其生长的因素,因而生长会比正常婴儿长更快,并且向原有的生长轨迹逐渐靠近甚至重合,这种现象叫作"追赶生长"。

　　对于正常的孩子,在其正常的生长发育规律当中,有两个生长高峰期,一个阶段是出生后 6 个月,另一个阶段是我们所说的青春期。因而我们可以认为大多数小于胎龄儿在出生后 2 年,特别是出生后 6 个月,生长速度是否加快,对最终的身高水平具有非常重要的意义。大多数 SGA 在出生后 2 年内可追赶上正常同龄儿。研究表明,大约90% 的小于胎龄儿在出生后 2 年内,追赶生长后的身高将超过正常同龄儿负 2 个标准差,10% 的小于胎龄儿在经历了两个生长发育高峰期后仍然身材矮小。但对于早产的小于胎龄儿来说,追赶生长的时期可能会延迟,因此也最终导致生长受限,因而在 2 岁之前无法追赶上正常同龄儿,其追赶至正常同龄儿的时间可能延迟至学龄期。SGA 导致的矮小除充分营养补充外,符合生长激素治疗适应证的情况下,可以考虑进行生长激素治疗,但追赶至正常同龄儿身高的时间,临床要综合评估。另有数据分析,SGA 的女童可能会因为性早熟引起身材矮小,因此家长们要密切关注孩子的发育状况,及早发现并及早考虑使用药物抑制这种现象的发生,使身高更早追赶至正常同龄儿。

64. SGA 身材矮小在哪个年龄段之间营养支持更加重要?

SGA 导致的矮小会在生长发育过程中有追赶生长的现象,因此,在追赶生长的时期予以更加充分的营养支持是极其重要的。换句话说,在出生后 6 个月或者延期到 2 岁之前的年龄段营养支持显得更加重要。

65. SGA 建议用母乳喂养还是配方奶喂养?

小于胎龄儿出生后的营养补充极其关键,在人群观察的相关方面,大多数学者仍然建议母乳喂养小于胎龄儿是恰当的方式。大家都知道,对于正常的新生儿来说,除外母亲因素,如急性乳腺炎等,母乳亦是首选的喂养方式,可能有部分学者认为在母乳不充足的情况下,配合配方奶喂养也是可以的。如果有个这样一个常识,那大家也应当清楚母乳喂养的好处是多多的,母乳中有大量的抗体,对于未发展成熟免疫系统的新生儿来说是主要的免疫方式,因此对婴儿有保护作用。另外,有研究表明母乳喂养的小于胎龄儿可平缓地进行生长追赶,不致因追赶过快导致胰岛素抵抗的加重和肥胖的发生。

出生后尽早母乳喂养的早产小于胎龄儿也可减少住院天数,提高生存率。多位学者证实人工喂养、添加母乳强化剂、早产儿和(或)低体重配方奶喂养的足月小于胎龄儿在出生后追赶生长上无明显优势,对预防新生儿败血症和坏死性小肠结肠炎方面也没有看到显著优势，另外一些研究也证实配方奶喂养可能增加小于胎龄儿成年期代谢综合征的发病风险。因此，推荐母乳喂养，并且建议尽早进行。

66. 使用生长激素治疗 SGA 矮小儿童是否会影响本身的生长潜能？

目前根据药效长短生长激素主要分为两种，一种是短效生长激素，也是目前临床上使用较多的种类；另外一种是长效生长激素。对于外源注射生长激素后，治疗效果是显而易见的，但这种效果是通过提前使用了体内本身的生长潜能吗？有些家长会对此很焦虑，简单来说，生长激素是不是起到一种消耗内源来发挥作用，加速孩子骨骺闭合呢？1966 年欧洲报道，230 名小于胎龄儿纳入研究，在接受生长激素治疗后 2 年，其生长速度增加约 1 倍。定期监测小于胎龄儿骨龄变化情况，结果发现骨龄并不加快增长，说明不会影响 SGA 的生长潜力。

67. 生长激素治疗 SGA 矮小儿童的效果与哪些因素有关？

接受生长激素治疗后，家长最关心莫过于治疗是否有效，那么治疗效果与哪些因素有关呢？治疗效果主要与生长激素的剂量、开始治疗的年龄、家族遗传因素等有关。一项针对剂量因素研究表明，大剂量生长激素与小剂量生长激素相比，大剂量生长激素在短期内的治疗效果更为突出，但对于长期效果，大剂量生长激素只比小剂量生长激素有轻微的优势。有些家长提到："是不是越早进行生长激素治疗，效果越好？"大多学者认为青春前治疗效果更好，但另有研究证实，开始治疗的时间延后，可能对生长的促进作用更大。不管自身是否缺乏生长激素，所有SGA均会从生长激素治疗中获益，通过54名SGA矮小儿的治疗监测中发现，治疗效果与自身的生长激素水平无明显关联，但与家族的基因遗传性有相关性。SGA导致的矮小相比于其他原因导致的矮小，生长激素治疗效果会稍微差些，在KIGS数据库中，纳入了SGA以及正常出生体重矮小儿接受生长激素治疗效果的数据，正常出生体重矮小儿的治疗效果比SGA高出约20%。因此，治疗效果是多种因素共同决定的。

68. 生长激素治疗SGA矮小儿童的安全性如何？

对于没有追赶生长的小于胎龄儿，生长激素治疗是值得考虑的治疗手段。但生长激素的安全性问题是各位家长们极其关注的问题，很多家长都会问"注射生长激素，对我们孩子有没有什么副作用？"生长激素治疗的安全性主要取决于两点，一是治疗的方式，二是SGA本身有没有危险因素。相关研究早在20世纪60年代就已经开始了，迄今为止，短期内临床观察，并未发现小于胎龄儿在注射生长激素后，比其他原因导致矮小的儿童有更多的安全问题。另有数据表明，在1966年，北欧与西欧报道有230名小于胎龄儿，接受生长激素持续治疗4年后没有出现任何副作用。因此，对于SGA来说，生长激素治疗的风险并没有因此而提高。当然前提是在医生的指导和随访下使用生长激素治疗，所以一定要遵照医嘱进行治疗，不可贸然改变治疗方案。

69. 生长激素治疗 SGA 导致的矮小有哪些不良反应？

在考虑小于胎龄儿符合使用生长激素治疗的适应证外，我们仍然要着重关心生长激素带来的不良反应。所谓不良反应，是我们在使用生长激素的过程中可以预料到的后果，因此在治疗过程中，根据个体情况适时调整治疗用量或剂型，并且定期监测相关指标，以及时发现这些问题。首先，是生长激素治疗和糖代谢的关系。研究表明，与正常出生体重的同龄儿相比，SGA 更容易对胰岛素的敏感性下降，从而导致胰岛素抵抗的出现。那么是不是所有的 SGA 在接受生长激素治疗后都会出现胰岛素抵抗呢？答案是否定的，一些近期的治疗追踪以及长远的随访显示，在生长激素治疗期间，机体对胰岛素的敏感性是以平缓的趋势下降，呈可逆发展，并没有出现糖耐量降低或者直接发展成糖尿病。美国进行了一项针对84名 SGA 接受生长激素治疗的研究发现，在治疗期间，任何一名 SGA 都未出现糖耐量降低或糖尿病。

进行生长激素治疗的过程中，是否对 SGA 甲状腺功能有所影响呢？19%～30% 小于胎龄儿出现继发性甲状腺功能低下，主要表现为血清 T4 或者游离 T4 水平降低，往往不伴有血清 T 3 和促甲状腺激素（TSH）水平改变。大部分 SGA 并无典型的甲状腺功能减低的临床表现。可能的原因考虑是患儿本身可能存在下丘脑 - 垂体 - 甲状腺轴功能缺陷，另外生长激素治疗促使 T4 在外周转化为 T 3，以及患儿的生长抑素分泌增多，使得 TSH 分泌受到抑制。这些患儿可能需要及时补充甲状腺激素。

另外，SGA 患儿使用生长激素可能是心血管疾病的危险因素，但并未在临床研究中被证实，同时在一项大型随机研究中，SGA 的心脏收缩压普遍比正常同龄儿高一些。但在治疗的 6 年随访中，血压、血脂以及动脉硬化指数均处于正常范围，并且与生长激素使用剂量无相关性。

在生长激素治疗过程中，也可能出现一些注射局部的不良反应，比如皮疹、皮肤瘙痒、局部疼痛，一般可以自行缓解，还有个别出现肝功能损害（停药后可恢复）、轻度水肿，其他如男性乳房发育，多为自限性。严重的不良反应较为罕见，包括良性颅内压增高、脊柱侧弯、股骨头滑脱症等。如果出现这些反应，不必慌张，必要时寻找医生帮助，及时处理。

❓ 70. SGA 有哪些并发症？

SGA 不仅仅是低体重那么简单，而是一种系统性疾病，可以影响多个器官系统引起多种疾病。按照疾病的发生时间可以将 SGA 的并发症分为近期并发症和远期并发症。近期并发症通常指围生期发生的疾病，按发生率高低依次为：吸入性肺炎、颅内出血、低血糖症、新生儿窒息、呼吸暂停、高胆红素血症、电解质紊乱、喂养困难、低体温等。这些疾病是新生儿期的常见疾病，但在 SGA 中，这些疾病的发病率均显著升高。度过了围生期这段时间之后，很多疾病仍然伴随着 SGA 孩子的成长过程，也就是 SGA 的远期并发症，如人们熟知的代谢综合征，除此之外还有矮小症、先天性心脏病、早产儿视网膜病等。人们不禁疑惑，高血压、高血脂等这些常常在中老年以后才会发生的疾病为什么会与孩子出生前的状况相关。这其中的机制是很复杂，但是已有研究证实胎儿期营养缺乏，会对人体的激素释放与代谢功能做出适当的调整，引起内分泌、代谢的异常，最终导致未来某些疾病的发生。

71. 什么是新生儿低血糖?

低血糖在新生儿中较易发生，引起新生儿低血糖的原因很多：孕妇妊娠期间接受了降糖治疗、孕妇患有妊娠期糖尿病、早产儿、小于胎龄儿或分娩期间出现窒息或其他应激等。目前对于血糖低于多少没有统一的数值，应用较多的标准是全血葡萄糖 <2.2mmol/L 即可诊断为新生儿低血糖。但不是只要血糖降低就是低血糖，临床上判断是否出现了低血糖有三方面的考量：准确地测到低血糖 + 出现低血糖相关的症状体征 + 血糖恢复后症状体征消失，符合这三条表现才是真正的低血糖。那么低血糖患儿会出现哪些表现呢？如反应低下、嗜睡、喂养困难、呼吸暂停、苍白、阵发性紫绀、多汗、易激惹、震颤、眼球异常运动及惊厥等，家长们也应注意识别并及时处理。但实际上在临床，当医生在发现婴儿血糖 <2.6mmol/L 时通常就会采取一些措施，尽量避免上述症状或者更严重的并发症出现。

72. SGA 与低血糖有何关系?

由于多种原因，SGA 患儿较正常体重儿更易发生低血糖：①SGA 患儿储存的糖原及脂肪少，"后备能力"差不能有效补充血糖的消耗。②SGA患儿的糖异生和糖原分解能力有限，简单地讲就是当直接的能源物质耗尽时，SGA患儿并不能有效地将其他物质转化为糖供机体应用。③SGA患儿体内降低血糖的胰岛素水平较高，能够升高血糖的儿茶酚胺水平较低。

而低血糖对于新生儿的危害可能远超出我们的想象，包括成年糖尿病患者在内，发生一次低血糖造成的损害可能大于血糖升高很久造成的影响，对于新生儿更是如此，尤其对于新生儿的大脑。葡萄糖是新生儿大脑唯一可以"吃"的食物，一旦发生低血糖会造成其脑细胞能量失调，影响脑细胞代谢和发育，造成脑损害。如果低血糖时间超过30分钟，便可引起脑细胞不可逆的坏死，而这对于神经系统发育处在关键时期的新生儿来说无疑是巨大打击。

73. 什么是新生儿高胆红素血症？

高胆红素血症在新生儿中较为常见，由于新生儿本身胆红素产生增多，代谢能力弱以及排泄少等原因，导致新生儿较多出现高胆红素血症。因为胆红素水平呈动态变化，因此新生儿胆红素水平没有明确的界限，目前诊断新生儿高胆红素血症的依据是新生儿胆红素列线图，在相应时间点超出曲线95百分位时即定义为高胆红素血症（图5）。

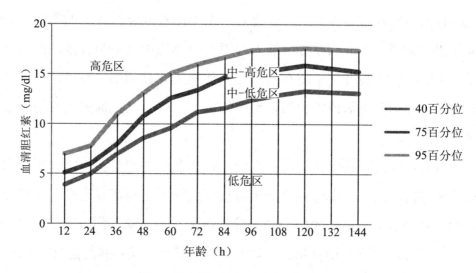

图5　新生儿胆红素小时胆红素列线图

导致新生儿高胆红素血症的原因很多，如缺氧、早产儿、SGA、母乳性黄疸、新生儿溶血病（包括 ABO 型溶血病和 Rh 溶血病）、一些先天性胆红素代谢障碍疾病等。

74. 高胆红素血症与 SGA 的关系及危害如何？

SGA 不仅具备新生儿高胆红素血症的危险因素，同时其他特异性因素可进一步引起胆红素升高。如：①红细胞增多症，SGA 在子宫内往往处于缺氧状态，继而导致红细胞代偿增生，因此出生时红细胞多高于正常体重儿。而胆红素中一部分便来源于红细胞破坏，SGA 患儿红细胞代谢产生的胆红素增加，使得高胆红素血症发生率明显升高；②SGA 患儿肝脏功能不足，较正常体重儿胆红素代谢能力减弱，无法有效清除体内过多的胆红素引起高胆红素血症。另外，缺氧、营养状态差、内分泌代谢紊乱等多种因素相互作用，同样进一步加重SGA患儿的高胆红素血症。

高胆红素血症最大的危害是神经系统，可引起急慢性胆红素脑病，且SGA患儿较其他新生儿更容易发展为胆红素脑病。急性胆红素脑病是由于胆红素水平明显升高或升高过快引起，早期表现为肌张力减低、嗜睡、尖声哭、吸吮差，而后出现肌张力增高、角弓反张、激惹、发热、惊厥、严重者可致死亡。虽然有如此多的症状，但包括SGA在内的出生体重过低的患儿往往临床表现并不特异，早期易被忽视，晚期出现呼吸循环功能急剧恶化时已病情危重。而胆红素脑病是指胆红素通过血液穿过血脑屏障到达大脑后，将脑神经核染黄而得来的名字，是出生数周后胆红素神经毒性作用所引起的慢性、永久性损害及后遗症，比如运动障碍、感觉障碍、听力丧失及牙釉质发育异常等。

？ 75. 如何治疗高胆红素血症？

目前新生儿高胆红素血症主要治疗方法包括光疗、换血疗法、药物治疗。光疗最为常用，副作用小，主要做法就是将患儿放入光疗箱内，由于视网膜及生殖系统对光照敏感，因此用黑布遮盖保护这两个部位，然后调至蓝光、绿光或者白光，因为这几种波长的光照会使脂溶性的胆红素转化为水溶性物质，继而随着尿液排出体外，利用物理学方法有效清除体内胆红素。换血疗法则用于病情紧急危重尤其出现急性胆红素脑病的患儿，通常选择较粗的外周血管，以输入新的血浆和红细胞，达到清除体内胆红素、阻止进一步溶血的目的。换血量为患儿自身血量的2倍。药物治疗可以予以静脉输入白蛋白以增加游离胆红素和白蛋白的联结，新生儿溶血病则可以使用丙种球蛋白。

76. SGA 与颅内出血的关系?

颅内出血亦是新生儿期的一种常见疾病，新生儿脑部发育不完善，其脑血管易受损出血，而母孕期患有子痫、胎盘早剥、难产、宫内窘迫、脐带绕颈以及早产儿、低出生体重儿等多种因素，均是新生儿颅内出血的危险因素。SGA 患儿由于脑发育更加不成熟，在脑组织生发中心血管纤细而丰富，缺乏支持组织保护，易受损伤，且凝血功能低下，导致颅内出血发病率升高，出现时病情往往较重。新生儿颅内出血病死率较高，存活患儿中部分仍可能会有神经系统后遗症，严重影响生长发育及生活质量。B 超、CT、MRI 是早期诊断不同类型颅内出血的有效手段，早期诊断、早期治疗对于降低患儿病死率，减少神经系统后遗症十分重要。

77. SGA 与新生儿窒息有什么关系?

新生儿窒息是较为严重的新生儿疾病，指新生儿在出生后不能建立自主呼吸或者因某些因素出现呼吸抑制而导致低氧血症、混合性酸中毒甚至是多脏器功能障碍，是引起新生儿死亡和儿童伤残的重要原因之一。特别是重度窒息，即使抢救成功，也有可能并发多脏器功能损害而留下严重的后遗症。病情轻者表现为神经系统兴奋，出现惊厥、易激惹、对刺激反应强烈，重者则出现神经系统抑制的表现，如淡漠、嗜睡甚至昏迷。另外，缺氧会对全身脏器造成不可逆损害，在所有脏器中，脑细胞对缺氧最为敏感，因此神经系统易出现后遗症，一旦发生新生儿窒息，需紧急而健全的复苏流程，才能尽可能降低缺氧对新生儿的伤害。而胎龄越小、出生体重越低，窒息的发生率、病死率愈高。因此，SGA 患儿尤其要关注围生期窒息。另外，SGA 在子宫内往往存在慢性缺氧，因此神经系统后遗症的发生率较其他患儿高。

78. SGA 与喂养困难有什么关系？

什么是喂养困难呢？婴幼儿喂养困难的诊断主要包括以下 4 点：①持续不能摄入足够食物，体重不增或下降至少持续 1 个月；②没有其他的胃肠道疾病；③患儿无精神系统异常；④6 岁前起病。而在新生儿中，喂养困难发生率很高，极大影响患儿的生长发育，有喂养困难史的患儿易产生语言延迟、营养不足。其中小于胎龄和发育不成熟是婴幼儿出现喂养困难的主要因素。为什么 SGA 易出现喂养困难呢？——因为 SGA 患儿消化系统发育不成熟，胃肠道蠕动弱，易发生腹胀、胃潴留等喂养不耐受的症状，严重者甚至出现肠梗阻；而且，SGA 消化道内各种消化酶含量低，活性也低，不能有效消化吸收糖类、蛋白质类及脂肪等各种营养物质，对牛奶中的乳糖也常常不耐受；另外，肠黏膜渗透压较高，胃酸酸度低，使得胃肠道的免疫功能下降，增加了胃肠道感染的概率。

79. 出现喂养困难怎么办？

针对婴幼儿喂养困难的治疗及干预是全方位的，包括红霉素治疗、抚摸治疗、甲氰咪胍（西咪替丁）胃管置入、持续微量喂养联合非营养性吮吸等。①红霉素可增加患儿胃肠道动力；②抚摸宝宝的皮肤可以提高神经系统兴奋性，刺激消化系统；③甲氰咪胍具有保护胃黏膜，修复黏膜屏障的作用，防止宝宝因为喂养困难出现应激性胃黏膜损伤，进一步加重喂养困难；④对于喂养困难较为严重的患儿需要给宝宝留置一根鼻胃管，可通过鼻胃管持续微量泵奶，以营养并刺激胃肠道。另外，除却宝宝的因素外，喂养者的情绪也会对宝宝进食造成影响，对于宝宝发出的饥饿信号，喂养者不能回应得过早或过迟。值得注意的是，在治疗喂养困难期间，如果宝宝长期通过鼻胃管或者肠外营养获取营养可能会造成味觉及知觉的退化，因此在这期间我们需要帮助宝宝做口腔运动，以维持味觉及知觉的发育。

80. SGA 与新生儿坏死性小肠结肠炎有什么关系？

SGA 的胃肠道在形态和功能上都比正常儿童显得不成熟，缺乏正常的菌群，其中肠道不成熟的最严重表现为坏死性小肠结肠炎（necrotizing enterocolitis of newborn，NEC）的发生。这是因为 SGA 的肠黏膜的血液供应和肠黏膜易受损伤，导致局部供血不足，常继发肠内细菌感染。除此之外，SGA 由于肠道蠕动比较慢，因此延长了细菌在肠道内存留的时间，加重了细菌感染引发的炎症反应，最终导致 NEC 的发生。

患有 NEC 的 SGA 常见的临床表现有便血、呕吐和腹胀等，且病情发展迅速，严重者可导致肠坏死、肠穿孔等，还可并发全身性炎症反应甚至败血症、休克、多器官衰竭等，病死率比较高。因此，为了防治 NEC，对于 SGA 来说，首先我们要关注宝宝的临床表现，如果出现了便血、呕吐、腹胀和发热等情况，一定要尽早看医生，做到早期识别 NEC；其次，我们可以通过喂养的刺激逐渐使 SGA 患儿的胃肠道成熟，其中喂养的食物中最好含有母乳，因为研究发现母乳能够最大限度地降低 NEC 的风险；最后我们还应严密观察患儿腹部的情况，合理增加奶量，预防感染和及时对症处理，控制病情的进展。

❓ 81. 什么是代谢综合征？

代谢综合征（metabolic syndrome，MS）的发生好比一棵树，遗传因素作为种子，环境因素作为土壤，肥胖或胰岛素抵抗作为树干，最终成长为伴有"死亡四重奏"——腹型肥胖、高血压、血脂异常、高血糖等多种代谢紊乱集于一身的现代疾病。随着社会经济发展及生活方式的转变，该病患病率高且仍处于不断增高的趋势。

由于 MS 病因极为复杂，由多种因素（如环境因素、遗传因素和免疫因素等）相互作用，共同决定的，因此 MS 的防治具有综合性和全面性，主要包括健康教育、饮食调节、运动锻炼、药物治疗等，例如开展健康教育工作、坚持科学饮食计划、适当增加身体锻炼、保持合理体重和情绪的调节等。除此之外，药物干预如调节血脂、抗高血压和降低血糖等同等重要。总之，MS 的防治策略应为早筛查、早发现和早干预，从环境、遗传和免疫因素等多方面进行调节，以阻止"死亡四重奏"的发生。

82. SGA 与代谢综合征有什么关系？

SGA 是 MS 的高风险人群，这是因为 SGA 患儿经历了宫内营养不良的环境，出生后营养恢复的过程中产生追赶生长，早期的追赶生长虽然可以避免 SGA 患儿身材矮小、提高认知能力、增加抗感染能力等，但同时过度的追赶生长可导致 SGA 患儿发生腹型肥胖、胰岛素抵抗及成人 MS 的主要原因。

那么，在 SGA 患儿营养恢复的过程中，如何既能获得促进体格和神经系统正常发育等益处，又能尽量减少肥胖、胰岛素抵抗和成人 MS 的远期风险呢？首先，SGA 患儿生后应早期适时适度增加蛋白质在饮食结构中的比例，维持机体的正氮平衡，避免高能量的饮食结构。此外，母乳是 SGA 患儿的最佳食品，因为母乳除了其营养特性外，还含有多种生物活性的物质，这些物质有利于胃肠道、神经发育、预防感染并可减少体脂的积聚，减轻肥胖发生的概率。另外，由于哺乳期妇女的乳腺对氨基酸需求量比较大，因此应适当增加哺乳期妇女的蛋白质摄入或适当向母乳中添加母乳强化剂，有利于乳蛋白合成和增加泌乳量，以供 SGA 患儿的需求。最后，我们还应密切监测 SGA 患儿的神经精神发育状况和体格生长情况，如体重、身长和头围的变化等，酌情调整 SGA 患儿饮食结构，防止出现营养过剩和体重增长过快，以达到理想的追赶生长，防止 MS 的发生。

83. SGA 与新生儿视网膜病有什么关系？

由于人类视网膜血管本身的发育特点，使早产儿视网膜病（retinopathy of prematurity，ROP）成为 SGA 的并发症之一。

ROP 是侵犯未成熟儿的一种视网膜血管增生性病变，根据世界卫生组织统计，ROP 已成为儿童致盲的重要原因。ROP 的发生与多种因素有关，目前一致认可的重要因素是 SGA。因为 SGA 常常合并多种危险因素，如缺氧、缺血、败血症、基因突变等因素，在这些危险因素的刺激下，视网膜中未成熟的血管出现收缩、阻塞，甚至停止发育，进一步造成视网膜缺氧，大量血管生长因子被激发，刺激新生血管形成，最终导致 ROP 的发生。

因此，对于 SGA 来说，为了避免 ROP 的发生，应该合理、规范地用氧，避免血氧的波动。此外还应加强 SGA 的管理，防止各种并发症的发生，同时还要积极治疗各种并发症，降低 ROP 的发生率，提高 SGA 的生存质量，减少盲童，提高人口素质。

84. SGA 与宫外发育迟缓有什么关系？

随着 SGA 存活率的不断提高，宫外发育迟缓（extrauterine growth restriction，EUGR）问题越来越突出，而 EUGR 不仅关系到 SGA 儿近期体格发育和并发症，还会影响到远期的健康。那么患有 EUGR 的 SGA 都会哪些表现呢?

(1)消化系统:这一类的宝宝肠黏膜易受损伤,导致营养吸收能力差,严重影响宝宝的体格发育。此外,宝宝的肠道蠕动速度比正常新生儿较慢,因此延长了细菌在肠道内存留的时间,加重了细菌感染引发的炎症反应等。

(2)神经系统:相对正常儿童来说,这一类的宝宝脑发育较不成熟,脑部血管较为纤细,且缺乏支持组织保护,易受损伤,常发生颅内出血。此外还可能会遗留某些神经系统后遗症,严重影响生长发育及生活质量。

(3)免疫系统:由于 SGA 的免疫功能比正常儿童的免疫功能要差,因此患有 EUGR 的 SGA 使原本已经较差的免疫功能进一步受到损伤,加大了其他疾病如感染等患病率,反过来又加重了营养不良,形成恶性循环。为了降低 EUGR 的发生率,临床上已采取多种措施,如早期静脉供给氨基酸和脂肪乳、微量肠道营养及肠内营养、倡导母乳喂养、加强营养健康策略的教育等,但由于 SGA 的自身特点,在不同的生理阶段对各种营养素的需求不同,因此在制定 SGA 的营养方案时,应针对每个宝宝、每个阶段的不同特点来进行调整和规划,不能千篇一律地照搬教条。总之,正确认识 EUGR、关注 SGA 的营养和健康,能够直接影响到 SGA 的救治水平和远期生活质量。

85. SGA 与先天性心脏病有什么关系?

先天性心脏病(eongeniml heart disease,CHD)是胎儿期心脏及大血管发育异常导致的先天畸形,发病率在活产婴儿中为 0.6% ~ 1% ,是小儿最常见的先天畸形之一，也是婴幼儿死亡或致残的主要原因，对宝宝身心健康、生活质量及其家庭乃至社会都造成很大的影响。CHD包括房间隔缺损、动脉导管未闭、室间隔缺损、法洛四联症、完全性大动脉转位等类型。

SGA患有CHD的原因常与母体内环境相关，如孕母怀孕时发生宫内感染、孕母合并代谢性疾病等，而并非先天性心脏病的病理改变直接导致的。合并有CHD的SGA早期可单独出现心力衰竭、严重低氧血症或两者兼有，常以心脏杂音、发绀、呼吸困难、哭声嘶哑及反复吸奶呛咳为主要表现。此外，对于SGA来说，CHD中房间隔缺损、动脉导管未闭、室间隔缺损等类型多不会导致宝宝发生皮肤的青紫现象，而法洛四联症、完全性大动脉转位等类型常会使宝宝皮肤发生青紫。但因为有一部分患有CHD的SGA临床表现不典型，早期诊断较为困难，因此被发现的CHD多为重症及复杂的CHD。因此，及时开展CHD的产前诊断，早期发现严重、复杂、难治的CHD，是十分必要的。

86. 如何早期发现先天性心脏病？

前面已经介绍了SGA与CHD的关系，相信很多家长一定想问怎么才能够早期发现CHD呢？下面介绍一下如何能够及时发现和诊断CHD，并提供合适干预的方式。

由于CHD的临床表现不典型，因此对于CHD的早期筛查要借助一些临床检测方法，例如超声心动图、核素心血管造影、磁共振成像、心导管等检查均可大大提高CHD的诊断水平；此外，还可进行高危因素的筛查进而对整个孕期母亲疾病和胎儿畸形进行监测，包括心外畸形、心律失常、染色体异常、不良妊娠史、早孕期致畸物接触史、母亲结缔组织病或糖尿病、CHD 家族史、羊水量异常等，最大努力地预防 CHD 的发生；但如果孕妇不确定以上高危因素时，应及早在医生的指导下进行先天性心脏病的产前诊断，包括胎儿超声心动图及 MRI，使早期发现严重的、难治的 CHD 患儿，必要时中止妊娠，减少先心病的发生，提高人口素质。

87. SGA 会导致贫血吗？

SGA 发生贫血的概率要比正常儿童高很多，一般为生后短期内血红蛋白水平迅速下降，开始出现贫血，临床表现常为苍白、喂养困难、体重不增、呼吸困难等，影响了宝宝的生长发育及免疫功能等。

SGA 贫血的原因十分复杂，总结起来有：①SGA 红细胞寿命要比正常儿童的红细胞寿命短；②SGA 生长比较快，血浆容量不断扩张；③SGA 促红细胞生成素的活性比较低而且生成量较少；④多次抽血会导致宝宝医源性失血过多；⑤SGA 营养状况不佳，缺乏相应的营养元素，如叶酸、铜、铁等，并且体重越低，铁储存量就越低。除此之外，SGA 出生时体重越低，出现贫血的时间和程度就越早、越重，严重的贫血可导致宝宝生长迟滞、易患感染性疾病、发育迟缓，严重者更会危及宝宝的生命安全。

因此，家长和医生应该密切关注 SGA 贫血情况，积极地进行干预和治疗，定期进行血红蛋白、红细胞数、血细胞比容的监测，有效预防贫血的发生。

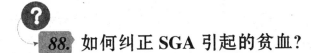

88. 如何纠正 SGA 引起的贫血?

贫血对 SGA 的智力、体格发育均有一定的影响,过去常采用输血治疗方法,但输血存在一定的弊端,特别是输血所致的病毒性肝炎、巨细胞病毒感染、溶血等,那么究竟应该如何纠正 SGA 儿引起的贫血呢?

近年来研究已证明促红细胞生成素(erythropoietin,EPO)产生不足是 SGA 贫血的主要原因,因此外源性给予 SGA 儿重组人类促红细胞生成素(rhEPO)成为防治 SGA 贫血的新的有效方法之一。因为,rhEPO 可明显减轻血红蛋白、红细胞的下降,增加网织红细胞值,减少和避免输血次数,使 SGA 的体重快速增加,并且目前没有见到 rhEPO 对 SGA 儿的不良反应的报道。rhEPO 一般在用药后 2~3 周开始起效,因此应该早期在医生指导下开始用药。此外,还应及时为宝宝补充叶酸、铁剂和多种维生素,提倡母乳喂养,尽量降低住院之后的抽血总量和抽血次数,2 周内的抽血总量不要大于 5ml/kg,尽量减少医源性的失血等。在治疗的同时还应密切关注药物不良反应以及血红蛋白等指标,及时对治疗方案作出调整,减少贫血造成的不良影响。

89. SGA 低体温怎么办?

SGA 比正常儿童更容易发生低体温,这是因为 SGA 体温调节中枢发育不完善，不能稳定地维持正常体温，易随环境温度的变化而变化，常因寒冷而导致低体温的发生；并且 SGA 皮下脂肪，尤其是棕色脂肪较薄，产生的能量较低，而且体表面积相对较大，血管丰富，容易散热导致体温过低，严重者可导致硬肿症或肺炎的发生。

因此 SGA 生后应立即采取保暖措施：①因地制宜，体温应维持在 36～37℃，出生后每小时测体温 1 次，直到体温正常且恒定，改为每日测体温 2 次；②室温应保持在 24～26℃，相对湿度以 55%～65% 为宜，以防止宝宝呼吸道黏膜干燥；③可采用让宝宝接触母体、给予宝宝保暖热水袋、保暖温水浴、暖箱复温、开放式新生儿辐射抢救台保暖等方式进行对 SGA 的保暖；④与此同时，还应进行并发症的预防护理，如清理呼吸道分泌物、保持呼吸道通畅、预防感染等。

但由于 SGA 低体温发病原因的不同，因此应该为每一个低体温的 SGA 制订个体化的护理方案，按计划有步骤地实施护理，保暖、合理喂养、密切监护、预防感染发生和积极预防并发症等有效的护理措施是防治 SGA 低体温以及提高 SGA 生存质量及成活率的关键。

90. 营养与一个人的终身高有关系吗？不同年龄的儿童青少年每天需要摄入多少能量？

在影响青少年生长发育的诸多因素中，营养是影响青少年身高发育的一个极为重要的因素。人的一生有 3 个生长发育关键时期：1 周岁内；学龄前期（4～6 岁）；青春期（13～18 岁）。这三个时期都是人体发育的迅速增长时期，所以，这些时期的营养供应就显得非常重要，这个时期的营养匮乏必将影响一个人的终身高。

那么不同年龄儿童每日所需摄入多少能量呢？估测生长发育期的孩子每天所需摄入的能量需要结合年龄、性别、体力活动、生长发育的速度等综合考量，表4提供我国儿童青少年的能量摄入推荐值。在确定个体需要量时还应该按具体情况加以调整。

表4　中国儿童青少年推荐能量摄入量（单位：kcal/d）

年龄	男	女
0 ~	95 千卡/千克体重	95 千卡/千克体重
1 ~	1100	1050
2 ~	1200	1150
3 ~	1350	1300
4 ~	1450	1400
5 ~	1600	1800
6 ~	1700	1600
7 ~	1800	1700
8 ~	1900	1800
9 ~	2000	1900
10 ~	2100	2000
11 ~	2400	2200
14 ~	2900	2400
轻体力活动	2400	2100
中体力活动	2700	2300
重体力活动	3200	2700

91. 孩子们一日三餐的能量份额该怎么安排?

传统的中式饮食搭配原则:主副食搭配、粗细搭配、荤素搭配。

在孩子们的膳食构成上也该既有富含碳水化合物的粗粮、米、面,也有富含蛋白质和脂质的肉、蛋、鱼、禽、奶、豆,还有就是适量的果、蔬、菌、藻、坚果和油脂,从而实现来自粮食的能量占 40%～50%,来自肉蛋鱼禽奶豆的能量占 20%,来自油脂果树的能量占 30%。而分配到一日三餐所提供的能量配比:早餐占 30%,午餐占 40%,晚餐占 30%,建议三餐间隔 4～5 小时。

92. 不同年龄段营养食谱应注意什么问题?

(1)婴儿期见如何喂养小于胎龄儿。

(2)以学龄前儿童及青春期为例。

(3)学龄前儿童的营养食谱应注意以下问题:相同体重,其营养需要量高于成人;同时由于消化吸收能力尚不完善,应供应细软营养丰富的食物,适当增加餐次;尽管如此,仍易发生铁、锌、维生素及钙缺乏;另外由于早餐摄入不足,零食、冷饮摄入过多、不良饮食习惯等因素,能量普遍摄入不足;应注意清洁卫生,适当加餐。

(4)青春期进入了又一快速生长期,其营养需求明显增加,能量需要增加,应保证充足优质蛋白的供应;注意补充维生素 A、钙、铁、碘及锌等微量元素；注意饮食均衡，适当增加卵磷脂的供应。

93. 哪些不良的饮食习惯会影响孩子们长个呢？如何克服？

不良生活习惯包括了挑食偏食、暴饮暴食、进食缺乏规律性、不吃早餐、好吃零食、进食时速度过快、狼吞虎咽等。

很多家长都非常头痛该如何帮助孩子们克服不良饮食习惯，我们给出如下建议：

（1）首先从小父母要在家庭中梳理严格的行为准则，不能因溺爱孩子而听之任之，甚至故意放纵。而其父母，尤其是爷爷、奶奶、姥姥、姥爷等隔代老人们必须明白其危害性，一旦孩子在儿童时期形成了这些不良习惯，即使到了成人以后，再想克服也比较困难。父母要进行耐心地说教，让孩子们了解这些不良的生活习惯的害处。

（2）父母家长要关爱孩子，多花时间与孩子们在一起，不要因为工作忙而忽视对孩子的教育。另外家长们之间要加强沟通，如父母与爷爷奶奶、姥姥姥爷形成关于行为举止的同意认识和规定，形成"统一联盟阵线"，否则这些要求或规矩很容易自行崩溃。

（3）父母亲要作为榜样，行为举止要严格遵循行为规范，记住"榜样的力量是无穷的"。很明显，一对暴饮暴食、酗酒吸烟、生活不规律的父母最终能教导出一个"小绅士"的可能性微乎其微。另外一定要注意，所有的规矩和要求一定要持之以恒，否则很可能就会前功尽弃。

94. 矮小儿童该吃多少才合适？

两个同龄的孩子，身高相差一大截，他们的营养需求一样吗？是应该让落后孩子多吃些，还是应该按照中国营养学会的年龄推荐标准吃得一样多呢？

对于这个问题，不妨按照生长发育期青少年身高推荐营养标准来确定身高发育落后孩子所需的食物能量需求（表5）。当然，仅仅知道一日所需总能量还不能确定孩子的进食内容。为了让大家对增高膳食有一个直观的印象，根据不同能量设计了增高食谱，仅供参考。

表5　矮小儿童身高别营养需求

身高（cm）	110～120	121～130	131～140	144±5	159±5
全天能量（kcal）	1700～1800	1900～2100	2100～2200	2400	2800
主食（g）	250	275	300	350	400
畜禽肉（g）	100	150	150	200	250
水产类（g）	50	50	100	100	100
蛋（个）	1	1	1	1～2	1～2
奶（g）	250	250	250	250	250
豆制品（g）	50	50	50	100	100
蔬菜（g）	500	500	500	500～1000	500～1000
水果（g）	200	250	250	250～500	250～500
烹饪油（g）	20～25	25	30	40	50

95. 如何喂养小于胎龄儿?

应根据胎龄制定策略,世界卫生组织调查研究发现,SGA 与同龄 AGA 营养要求类似,SGA 喂养策略应根据胎龄而不是根据出生体重,要促进适度生长,尤其是线性生长,以保证神经系统发育。同时避免过度喂养,降低代谢综合征的风险。

早产 SGA 喂养要考虑到不同胎龄的成熟度来选择喂养方式。<34 周 SGA 早产儿属于高或中危早产儿,出院后需采取强化母乳喂养或早产儿过渡配方使体格生长适度均衡,尽可能使各项指标达到 P10,尤其头围和身长的增长,才能利于远期健康。

出生体重相似的足月小于胎龄儿和早产儿,其生理成熟度,生长轨迹和营养需求都有很大差异。比如出生体重都是 1800g,如果是足月小样儿或早产儿或适于胎龄儿,虽然体重相同,但胎龄不同,生理成熟度也不一样。

如是早产儿,各个脏器相对不成熟,但对于足月小样儿来说,虽然体重 1800g,但胎龄却是 >37 周的,生理成熟度也不一样。短期体重增长太快,将来发生 MS 的风险会非常高,所以不推荐足月小样儿出院后常规使用早产儿配方,或者早产儿过渡配方促进生长。

小于胎龄儿特别强调母乳喂养,因生后早期容易发生喂养不耐受、坏死性小肠结肠炎,导致住院时间长容易继发院内感染,出院后又容易胃口不好。这些喂养困难的情况常常持续到出院后。

另外,随着年龄增长,青春期、成年后,小于胎龄儿发生肥胖、糖尿病、高血压、高血脂、哮喘甚至某些肿瘤的风险也要比其他人群高。

而且小于胎龄儿追赶生长不如早产儿理想,比如出院后生长缓慢,更容易出现神经系统不良结局。而母乳喂养是非常重要的保护性因素之一,调查研究发现母乳喂养出现神经系统不良结局的风险更低。

建议小于胎龄儿,强调母乳喂养的重要性,尽可能喂养到一岁以上甚至两岁,到了一定年龄添加辅食,注意补充铁剂和其他重要微量营养素。

多数小于胎龄儿通过合理、适宜喂养,可以在 2～3 年内完成追赶生长。但是一部分有严重宫内生长受限(如出生体重低于胎龄第三百分位),生长缓慢应该仔细分析原因,除外遗传因素或者内分泌代谢疾病。

小于胎龄儿的营养支持与预后密切相关,如果延续宫内的营养不良状态,则追赶生长不足,可导致体格生长和神经系统发育落后;如果营养过剩,追赶生长过快,则增加成年期慢性疾病发生的风险。如果有遗传代谢方面问题,应及时处理,及时治疗。发生在妊娠早期的严重宫内生长受限,常常和遗传和胚胎本身生长有关,尽管住院期间或出院后一直强化营养支持,也不能完全改变生长低下的状况。

小于胎龄儿线性生长速率正常的时候,即使没有达到同月龄追赶目标,如果正常生长速度可以,和标准生长曲线呈平行状态,也不用延长强化喂养的时间。小于胎龄儿强化喂养时间在一岁以内,如一岁以内追不上,只要生长速率可以,就可以停止强化喂养。

96. SGA 在喂养过程中不耐受的因素有哪些?

让 SGA 家长们犯愁的一个问题之一就是如何喂养,因为这些孩子需要通过摄入营养物质来实现"追赶生长"，才能把出生时落后的身高、体重追回来。但有的孩子吃了东西不耐受，通俗地讲就是不消化。这是为什么？带着疑问来看看它到底与什么有关。包括胎龄≤32周、胎盘毛糙或粘连、宫内窘迫、母乳喂养、开奶时间延迟等，均与喂养不耐受有关。其中胎龄是发生喂养不耐受的保护因素，胎龄越低，喂养不耐受的发生率越高。开奶延迟是其发生的高危因素，说明早开奶利于胃肠功能的成熟，增加胃肠道吸收功能。所以那些保持完美身材的妈妈们，知道怎么做了吗？

97. 对于 SGA 早期肠内、肠外营养治疗哪个更好呢？

原则上如果孩子的胃肠道有功能，就应尽量让他自己吃，而且最好是母乳。如果孩子喂养有困难就要用到肠内或肠外营养支持。在早期给予肠内喂养能促进胃肠激素分泌和胃肠动力，减少胆汁淤积，减少早期感染发生率。它有助于维持肠道完整性和促进胃肠动力的成熟。研究表明给予肠外营养可以避免小于胎龄儿生后体重下降过多、延续时间过长，从而早日达到正常生长发育目的，为今后实现追赶生长打下良好基础。看来，肠内、外营养各有好处。需要根据孩子的具体情况，选择最合适的方式。

98. 儿童生长发育过程分几部分？各阶段有何特点？

尽管生长发育是一个连续的过程，但是临床上根据孩子的身体结构、功能及其心理发育特点，将生长发育过程分为以下几个阶段。

（1）胎儿期　从受精卵形成直到出生，即在母亲子宫内约 280 天，这是生长发育的关键时期。此期是胎儿各系统组织和器官分化、形成和发育的重要阶段，但也是易损期，很容易受到各种因素的影响，导致胎儿生长发育异常，最终导致各种胎儿先天畸形、宫内发育迟缓、早产、甚至胎死母体内。

（2）新生儿期　从出生后脐带结扎至出生后 28 天。该时期内小儿刚刚脱离母体离开独立生存，需要一个对宫内到宫外环境巨大变化的调整适应过程。多数新生儿往往表现为在出生后头 1 周体重不增或轻度下降，但很快恢复至出生时体重并进入新一轮快速生长期。

（3）婴儿期　从出生后 28 天到年满 1 周岁，这是小儿出生后生长发育最快的时期，同时也是最容易受到不良因素影响的阶段，像喂养不当等因素导致的营养不良和各种感染性疾病等都直接或间接影响婴儿的正常生长发育过程。

（4）幼儿期　从 1～3 岁。此期幼儿的生长发育速度较前稍慢，但是其活动范围渐渐增大，广泛地接触周围事物，其智力发育，如语言、思维和待人接物能力也迅速增强，但因识别危险能力欠佳，家长应加强看护。

（5）学龄前期　从 3 岁到入学前（7 岁）。此期体格增长速度较前进一步减慢，但仍在稳步增高，更重要的是智能发育更趋完善，此期孩子们求知欲强、好奇、爱问问题、好模仿，能逐渐完成较复杂的动作。

（6）学龄期　从 7 岁到青春期开始之前（一般女 9～12 岁，男 10～13 岁）。此期体格生长仍在稳步增加，除了性征以外，其他器官发育水平到本期末已接近成人。智能发育更为成熟，理解、分析、综合能力进一步增加。

（7）青春期　女孩从9～12岁到17～18岁，男孩从10～13岁到18～20岁。个体差异较大，有时可达2～4岁。此期生殖系统迅速发育，同时体格发育也快速增高，由此出现身高增长的第二个关键时期。生殖系统逐渐成熟，女孩月经来潮，男孩有遗精，第二性征越来越明显。但此期孩子们常有心理、行为或精神方面不稳定的表现。

需要注意的是孩子们的生长发育比较复杂，个体差异比较大。每个孩子的分期要结合其自身情况，具体情况具体分析，每个时期对孩子的生长发育都具有重要意义。任何一阶段的生长发育障碍都可能会影响下一阶段的生长发育，影响成年后的身高和生殖系统的功能。

99. 儿童身高增长有什么特殊规律吗？

正常人生长过程有两个身高快速增长的阶段，即生长高峰期——婴儿期和青春期。婴儿出生后的第1年身高可增加25cm，第2年12cm左右，而在青春期，孩子可以平均每年增高7～10cm，该期大约持续3年，在此期间总共增加25～28cm。这两个时期是决定成年后身高的关键时期，但这个时期孩子的生长受到各种环境条件影响，则最终会影响了遗传基因所决定的生长潜能的发挥。另外两者相比，青春期更重要。因为当婴儿期长个受到影响时，只要及时纠正影响身高增长的各种因素，最终还有充足追赶生长的时间，甚至还有可能赶超同龄的小伙伴，而青春期，骨骼逐渐接近完全愈合，青少年追赶生长的能力受到限制，一旦错过这个增高的黄金时期，则悔之晚矣。

家长需要结合孩子的特点与具体情况，发现孩子生长发育中出现的问题，要有针对性及时加以解决，从而使孩子能够发挥最大的生长潜能，达到理想的成年最终身高。

所以我们首先强调的是家长对两个"黄金增高时期"的把握，使自己的孩子的身高在"黄金时期"得到充分的发展。

100. 什么是追赶生长？

婴儿至儿童期的身高增长呈现一个减速生长的过程，即年龄愈小身高增长愈快。正常婴儿在生后前 6 个月能增长 18～19cm，第 1 个月长 6～7cm。小于胎龄儿是由于宫内营养不良或其他因素导致的身材矮小，如果出生后营养充足，小于胎龄儿会比正常婴儿身高增长得更快，最终追上正常儿童的身高，称为追赶生长现象。一般而言，追赶生长发生在小于胎龄儿的头两年，若头两年能顺利追赶上其他儿童，则该小于胎龄儿患者成年后的身高可能不矮，反之，则可能矮小。

101. 青春期的心理发展有什么特点？

青春期是从童年向成年逐渐过渡的时期，是发育的一个关键阶段。在该时期孩子们正在经历第二性征出现和性成熟的生理发展阶段，同时也在经历从儿童向成人的认识方式的心理转变过程。一般将 10～20 岁定为青春期阶段。由于女性的发育期早于男性，结束时间也早于男性，故将青春期跨度调整为女孩10~18岁，男孩12~20岁。由于近几十年不论男性或女性，其青春发育启动的时间都在逐渐提前，因此，青春期是一个动态的概念而非一成不变。

青春期的生长发育很重要，但是家长们更要理解，在此期间孩子们心理行为的逐渐成熟更为重要。那么，该时期孩子们的心理发展有什么特殊性呢？

（1）性发育成熟与性心理幼稚的矛盾　伴随青少年性器官、性功能的迅速发育成熟，带来一系列性心理的发展变化，但整体上心理、情绪、个性的发展相对滞后于性心理变化，若教育、引导措施不足，可使其心理发展表现出明显的幼稚性。如性发育的成熟必然带来异性间强烈的相互吸引，但他们往往有两种截然不同的表现：①故意疏远、排斥异性；②"纸条式恋爱"和朦胧的"狂热初恋"，带有鲜明的好奇、模仿成分。青少年们认为自己对爱情是认真、严肃的不是"闹着玩"，但他们对真正的爱情及其包含的社会责任和义务却知之甚少。

（2）自我意识发展与社会成熟发展的矛盾　自我意识的迅猛增长，使青少年们强烈感觉到自己是"大人"了，希望别人也这样看待自己，不愿再受特殊照顾；他们渴望独立，希望自己管理自己，自己解决自己的问题；期待自己的观点和建议得到社会承认和尊重，试图在平等基础上重新建立与父母或其他成人的关系。与这种自我意识的迅猛增长相对照，其社会成熟显得相对迟缓，对社会的认识较肤浅，缺乏对社会生活的直接体验，人生观、世界观尚处于初期形成阶段。自我意识迅猛提高与社会成熟相对迟缓的矛盾，导致青少年产生许多适应上的问题。例如，他们不想依赖成人，但不具备独立的经济基础和物质条件；想切中时弊，提出对社会变革有重大价值的见解，但认识水平还达不到这一程度；敢想敢干，一往无前，行动上却摆脱不了冲动、偏激、摇摆和脆弱等局限。正确认识青少年的这一心理矛盾及由此造成的情绪困扰和适应障碍，对维护青少年心理健康，促进情绪稳定和心态平衡有着重要意义。

（3）情感激荡和表露内隐的矛盾　青春期的生理巨变必然激发情感动荡，而情感动荡需适当释放才能获得平衡。这本来是身心调节的正常规律，但青少年们内心情感的激荡和释放却又受到自身的压抑、控制。他们内心激动、高兴或苦恼，表面却似乎十分平静，没有异常反应；他们有话想找别人倾吐，可碰到父母、教师和其他成人却迟迟不肯开口，表现为"闭锁"心理。这种情感激荡与表露内隐的矛盾，若得不到成人的理解或通过适当方式的处理，将造成误解和感情隔阂，影响情绪生活和社会适应。一些青春期常见的心理矛盾障碍，如抑郁和焦虑，与该心理发展矛盾相互关联。因此，认识青少年的心理发展特征，开展心理健康教育、科学性教育和心理咨询，对维护其心理健康有着十分积极的作用。